내 몸을 살리는

기적의 뜸요법

김두원·김승수 著

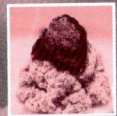 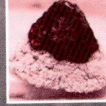 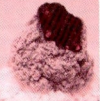 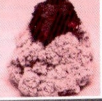

MOXIBUSTION

아이템북스

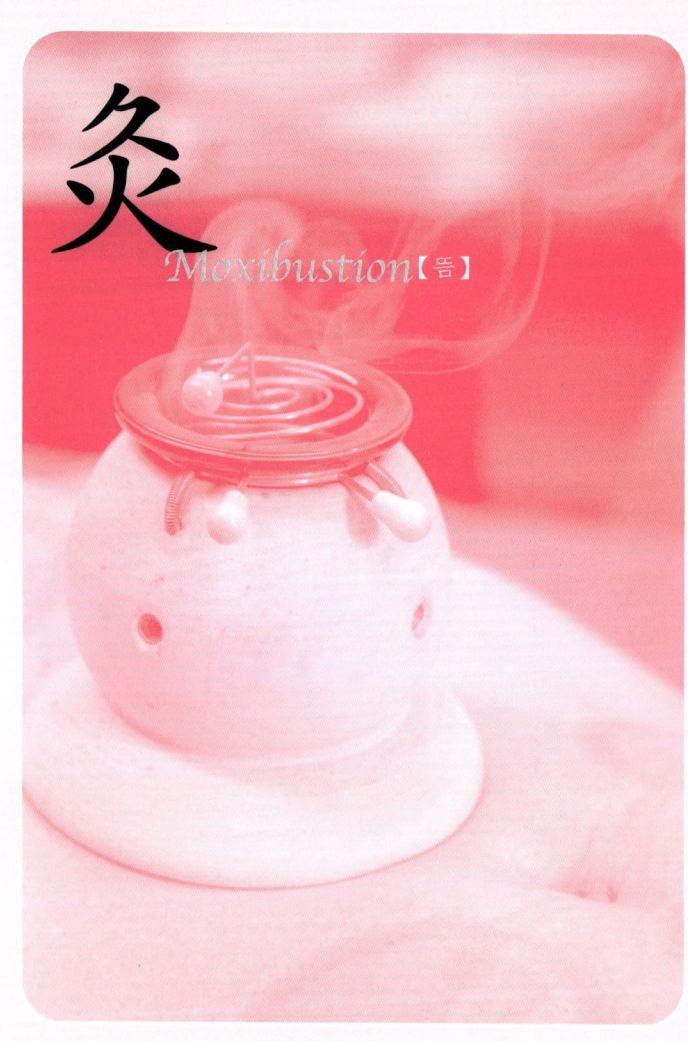

灸
Moxibustion 【뜸】

내 몸을 살리는 기적의 뜸요법
M O X I B U S T I O N

초판 1쇄 발행 2013년 4월 20일
초판 3쇄 발행 2016년 7월 20일

지은이 김두원 · 김승수
펴낸곳 아이템북스
펴낸이 박효완

출판등록 2001년 8월 7일 제2-3387호
주　소 121-896 서울특별시 마포구 서교동 444-15
전　화 02-332-4327
팩　스 02-3141-4347

* 파본이나 잘못된 책은 교환해 드립니다.

저자 金 斗 元

동양의학대학졸업
1950 서울대학교 의과대학4년 중퇴
고려대학교 행정대학원 졸업
국방대학원 졸업
1968~9 제1회, 2회 대학예비고사 위원장
예술원 사무국장
강원대학교 사무국장
국사편찬위원회 사무국장
성수중학교, 경수중학교 교장
1989 화타전자침개발
1989 화타경혈총서 I, II 저술
1994 편작전자침 개발
1994 편작경혈총서 저술
1996 라파전자침개발
2002 YNS202-S 개발
2002 금침비급 저술
2003 현대침구동의보감 저술
2008 신 현대침구동의보감 저술
2008 경혈해부총서 저술
2008 셀라-7 침전기자극기 개발

기타 질환

부종

경판상(頸板狀筋)
소릉형근(小菱形筋)
대릉형근(大菱形筋)
제7경추극돌기(第7頸椎棘突起)
제1흉추극돌기(第1胸椎棘突起)
대추(大椎)
견갑극(肩甲棘)
견봉(肩峰)
상완골두(上腕骨頭)
삼각근(三角筋)
견갑골(肩甲骨)
대원근(大圓筋)
극하근막(棘下筋膜)
승모근(僧帽筋)
최장근(最長筋)
장륵근(腸肋筋)
광배근(廣背筋)
정중선(正中線)

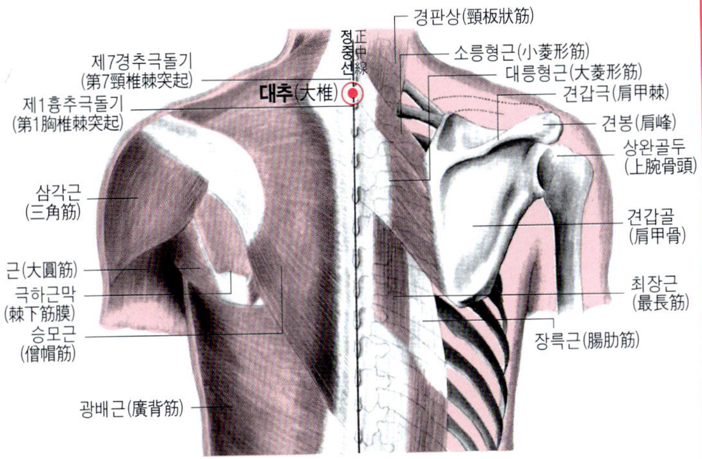

대추 | 제7경추극돌기와 제1흉추극돌기의 사이

기타 질환

빈혈

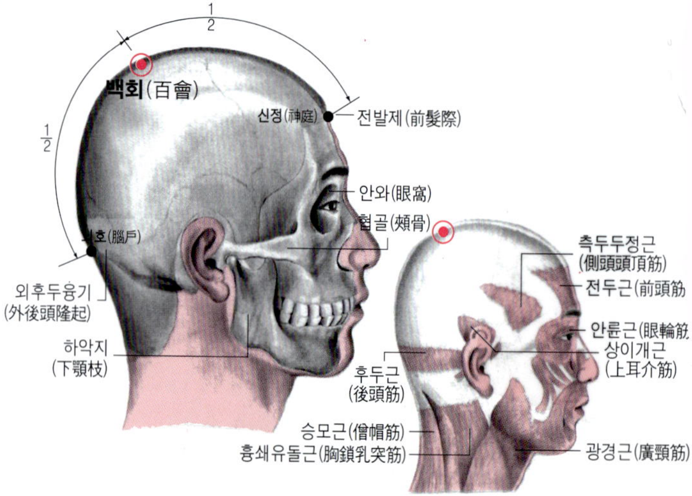

- 백회(百會)
- 신정(神庭)
- 전발제(前髮際)
- 안와(眼窩)
- 협골(頰骨)
- 뇌호(腦戶)
- 외후두융기(外後頭隆起)
- 하악지(下顎枝)
- 측두두정근(側頭頭頂筋)
- 전두근(前頭筋)
- 안륜근(眼輪筋)
- 상이개근(上耳介筋)
- 후두근(後頭筋)
- 승모근(僧帽筋)
- 흉쇄유돌근(胸鎖乳突筋)
- 광경근(廣頸筋)

백회 l 정중선상에서 신정과 뇌호의 중앙

기타 질환

복통

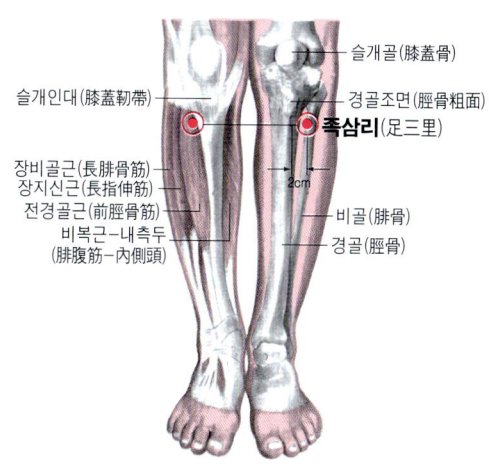

족삼리 | 경골조면의 아랫쪽 높이에서 경골 앞쪽으로부터 바깥쪽 2cm

기타 질환

무기력 – 중증

- 외과정점(外果頂点)
- 종골(踵骨)
- 신맥(神脈)
- 제5중족골(第5中足骨)
- 입방골(立方骨)
- 2cm
- 장지신근-건(長指伸筋-腱)
- 종골건(踵骨腱)-아킬레스건(腱)
- 장비골근-건(長腓骨筋-腱)
- 외과(外果)
- 소지외전근(小指外轉筋)

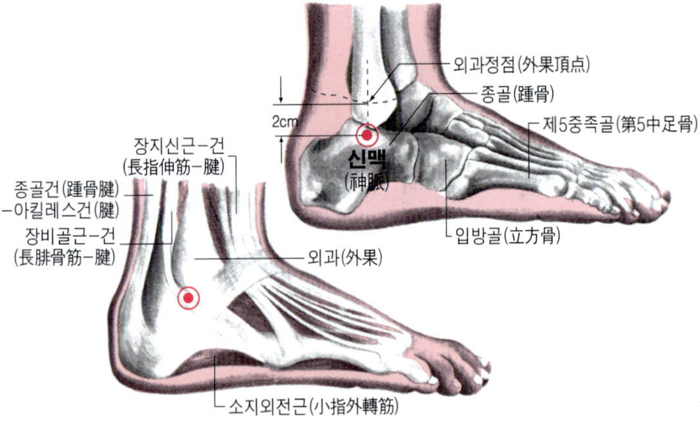

신맥 ┃ 외과정점(바깥 복사뼈 정점)의 바로 아래 2cm

기타 질환

면역강화

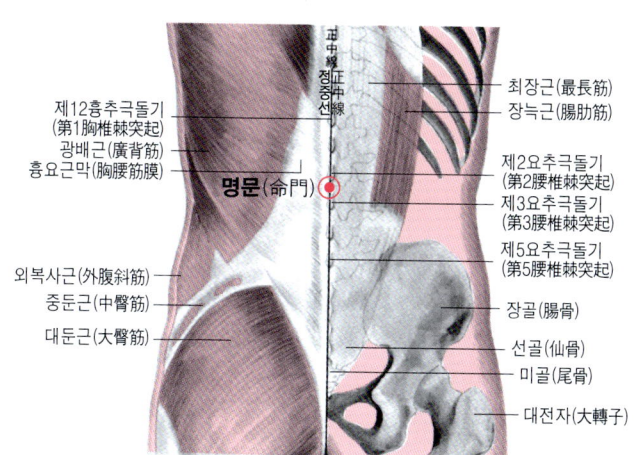

- 제12흉추극돌기(第1胸椎棘突起)
- 광배근(廣背筋)
- 흉요근막(胸腰筋膜)
- **명문**(命門)
- 외복사근(外腹斜筋)
- 중둔근(中臀筋)
- 대둔근(大臀筋)
- 정중선(正中線)
- 최장근(最長筋)
- 장늑근(腸肋筋)
- 제2요추극돌기(第2腰椎棘突起)
- 제3요추극돌기(第3腰椎棘突起)
- 제5요추극돌기(第5腰椎棘突起)
- 장골(腸骨)
- 선골(仙骨)
- 미골(尾骨)
- 대전자(大轉子)

명문 ▎ 정중선상에서 제2, 3요추극돌기 사이

기타 질환

도한 - 취침중 식은 땀

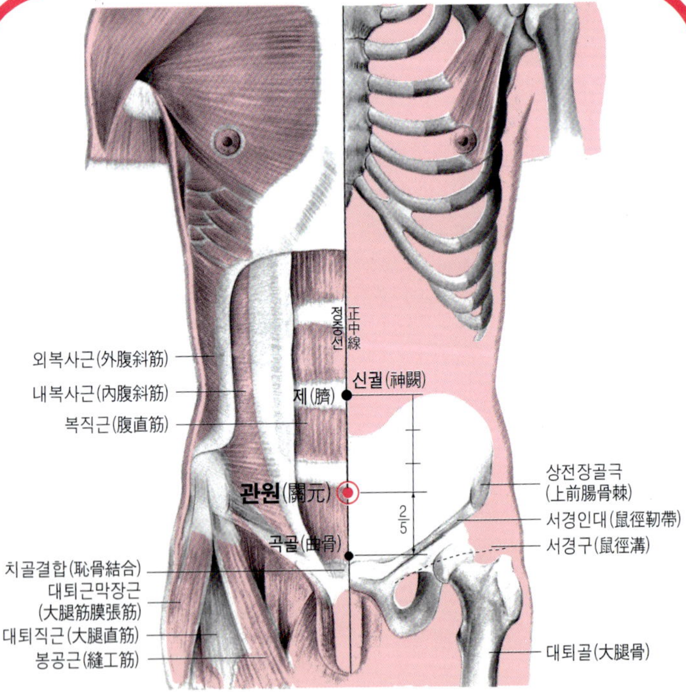

외복사근(外腹斜筋)
내복사근(內腹斜筋)
복직근(腹直筋)

정중선(正中線)
제(臍)
신궐(神闕)

관원(關元)
곡골(曲骨)

치골결합(恥骨結合)
대퇴근막장근(大腿筋膜張筋)
대퇴직근(大腿直筋)
봉공근(縫工筋)

상전장골극(上前腸骨棘)
서경인대(鼠徑靭帶)
서경구(鼠徑溝)

대퇴골(大腿骨)

2/5

관원 ㅣ 정중선상에서, 신궐(배꼽의중심)과 곡골의 사이에 곡골로부터 2/5

기타 질환

다한증

외복사근(外腹斜筋)
내복사근(內腹斜筋)
복직근(腹直筋)

정중선 正中線
제(臍)
신궐(神闕)

관원(關元)
곡골(曲骨)

상전장골극(上前腸骨棘)
서경인대(鼠徑韌帶)
서경구(鼠徑溝)

2/5

치골결합(恥骨結合)
대퇴근막장근(大腿筋膜張筋)
대퇴직근(大腿直筋)
봉공근(縫工筋)

대퇴골(大腿骨)

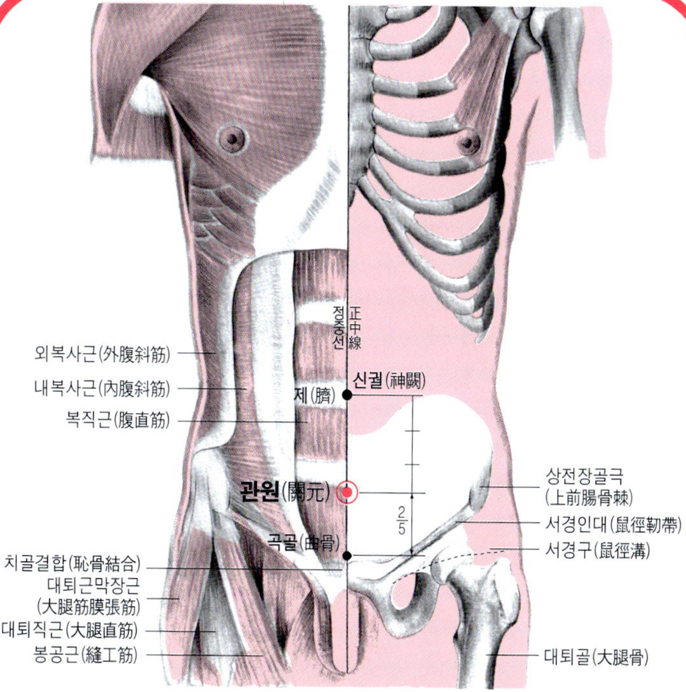

관원 | 정중선상에서, 신궐(배꼽의중심)과 곡골의 사이에 곡골로부터 2/5

기타 질환

다발성 신경 근염(급성 감염증)

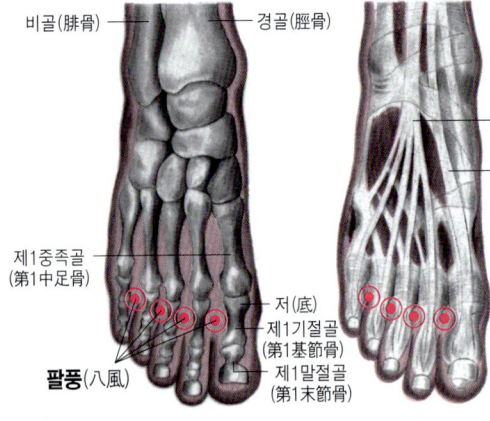

팔풍 | 발가락 사이의 발등 발바닥 피부의 경계

기타 질환

늑간통

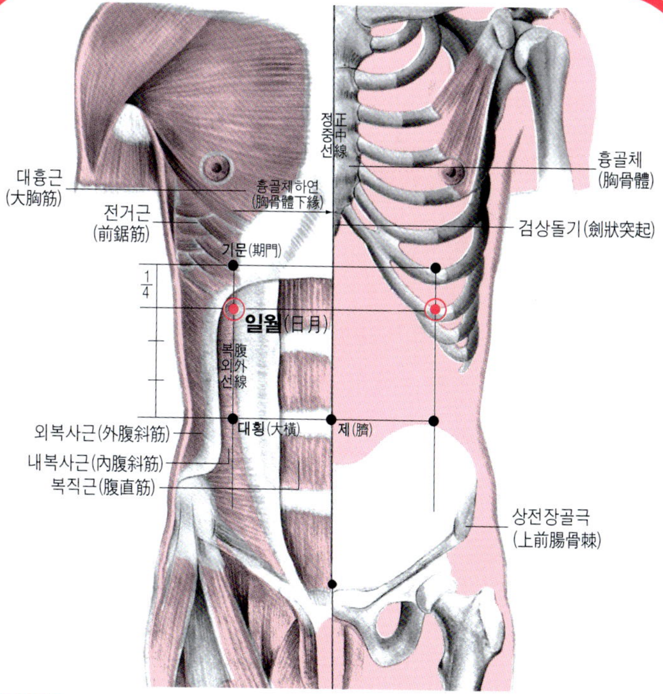

일월 | 복외선상에서 기문과 대횡의 사이에 기문으로 부터 1/4

기타 질환

늑간신경통

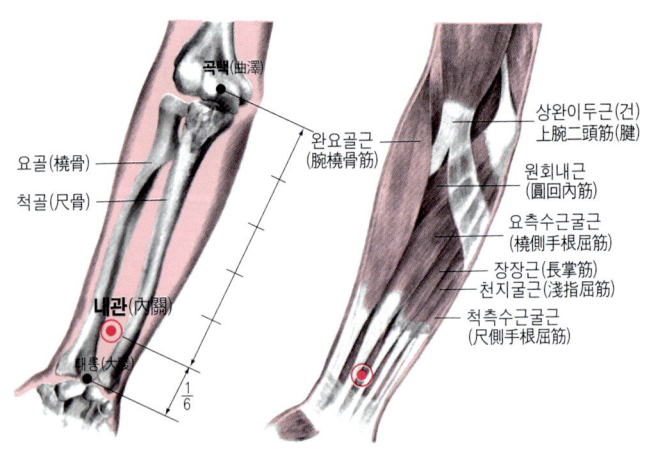

내관 | 곡택과 대릉의 사이에서 대릉으로부터 1/6(상방 2촌)

기타 질환

금연

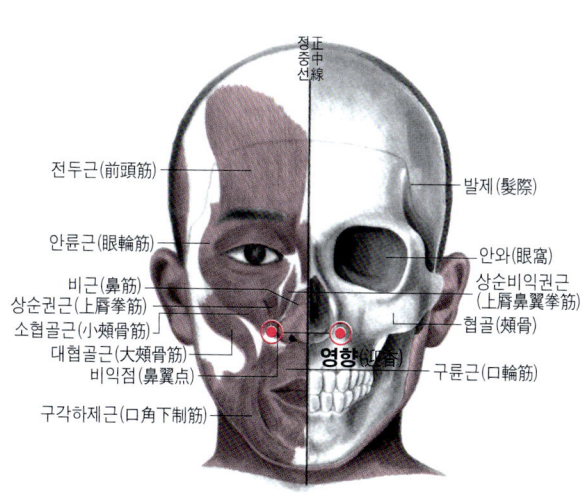

영향 | 비익점의 높이에서 비진구점에 위치

기타 질환

근육의 노화방지

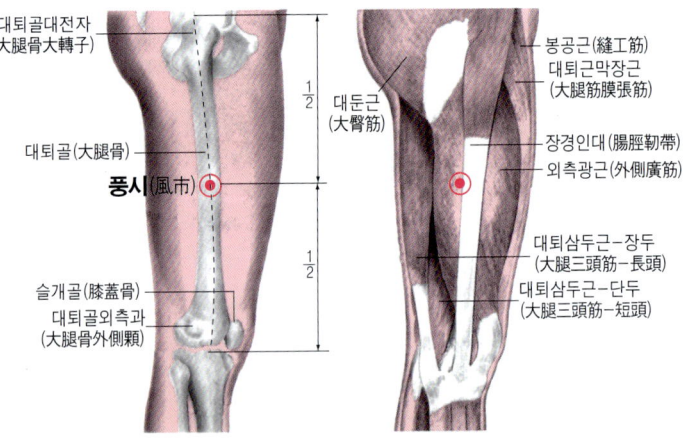

풍시 | 대퇴골 대전자 윗쪽과 대퇴골 외측의 아랫쪽 중앙

기타 질환

근육경련 / 쥐

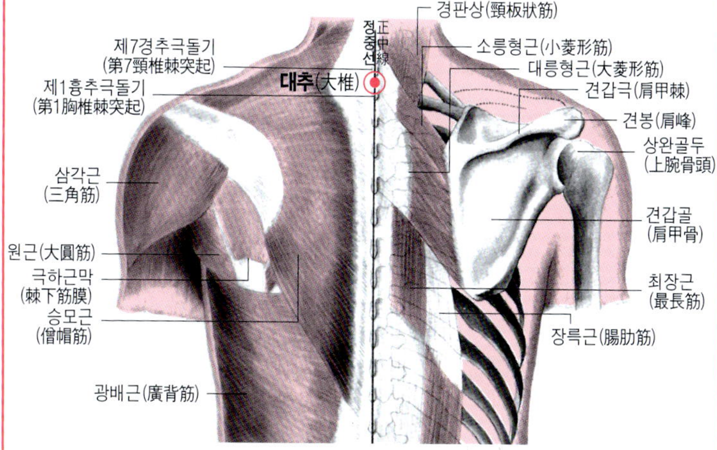

- 제7경추극돌기 (第7頸椎棘突起)
- 제1흉추극돌기 (第1胸椎棘突起)
- 삼각근 (三角筋)
- 원근 (大圓筋)
- 극하근막 (棘下筋膜)
- 승모근 (僧帽筋)
- 광배근 (廣背筋)
- 정중선 (正中線)
- 대추(大椎)
- 경판상 (頸板狀筋)
- 소릉형근 (小菱形筋)
- 대릉형근 (大菱形筋)
- 견갑극 (肩甲棘)
- 견봉 (肩峰)
- 상완골두 (上腕骨頭)
- 견갑골 (肩甲骨)
- 최장근 (最長筋)
- 장륵근 (腸肋筋)

대추 ㅣ 제7경추극돌기와 제1흉추극돌기의 사이

소아 질환

영아 장산통

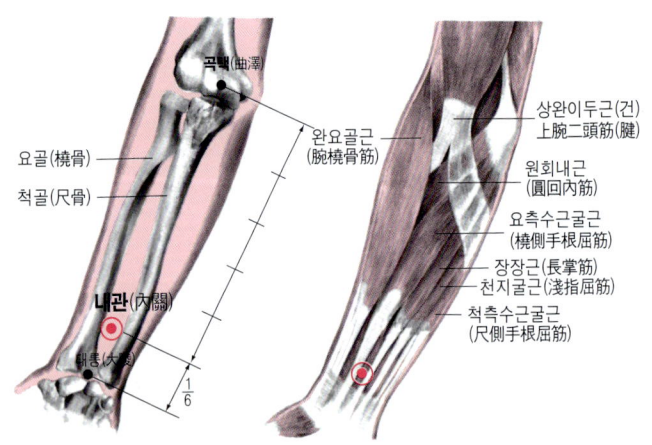

내관 | 곡택과 대릉의 사이에서 대릉으로부터 1/6(상방 2촌)

소아 질환
신생아 파상풍

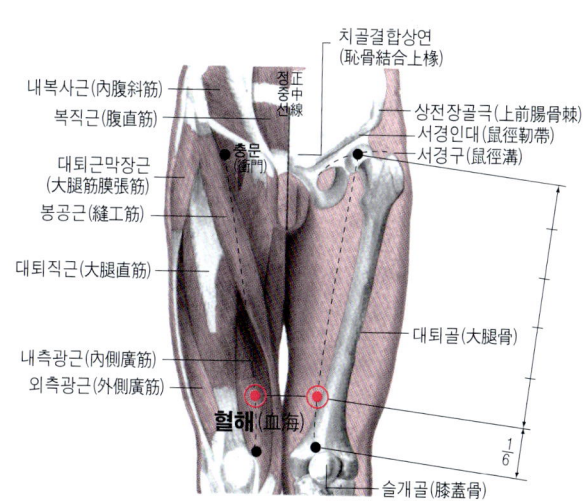

혈해 ㅣ 충문과 슬개골 위-안쪽의 사이에서 아래로 부터 1/6

소아 질환

신생아 질식

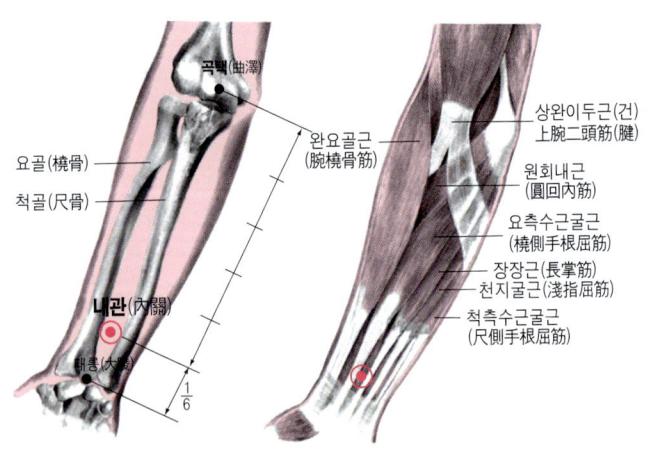

내관 | 곡택과 대릉의 사이에서 대릉으로부터 1/6(상방 2촌)

소아 질환

소아 허약

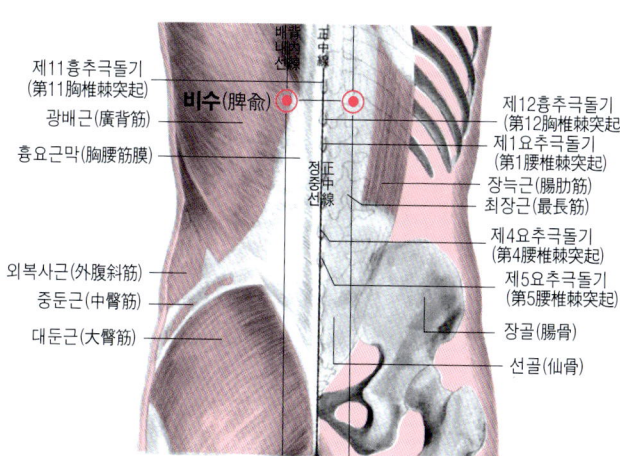

비수 ㅣ 배내선상에서 제11, 12흉추극돌기 사이의 높이

소아 질환

소아 토유

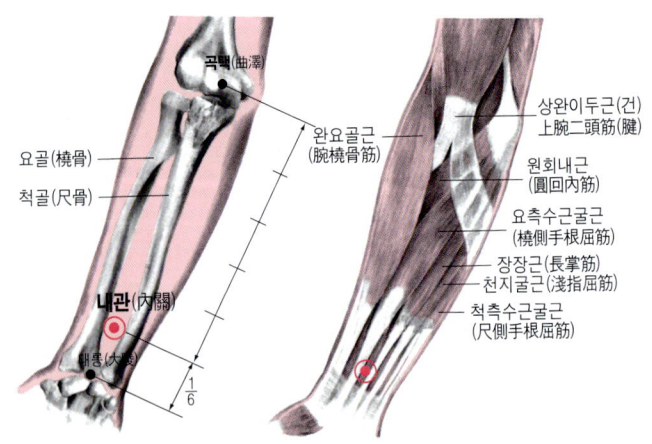

내관 | 곡택과 대릉의 사이에서 대릉으로부터 1/6(상방 2촌)

소아 질환

소아 침흘림

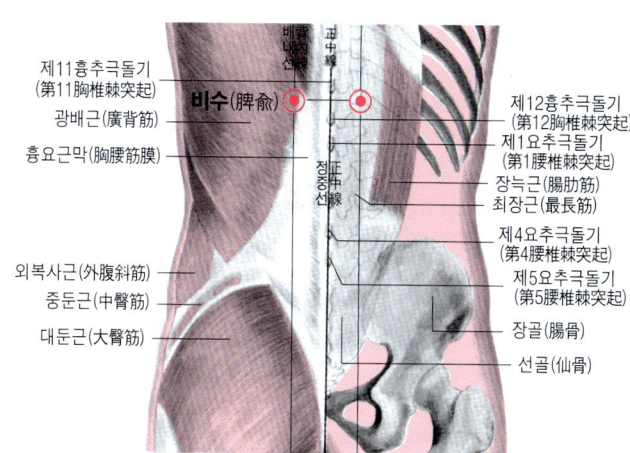

- 제11흉추극돌기(第11胸椎棘突起)
- 비수(脾兪)
- 광배근(廣背筋)
- 흉요근막(胸腰筋膜)
- 배내측선
- 정중선
- 제12흉추극돌기(第12胸椎棘突起)
- 제1요추극돌기(第1腰椎棘突起)
- 장늑근(腸肋筋)
- 최장근(最長筋)
- 제4요추극돌기(第4腰椎棘突起)
- 제5요추극돌기(第5腰椎棘突起)
- 외복사근(外腹斜筋)
- 중둔근(中臀筋)
- 대둔근(大臀筋)
- 장골(腸骨)
- 선골(仙骨)

비수 ❙ 배내선상에서 제11, 12흉추극돌기 사이의 높이

소아 질환

소아 설사

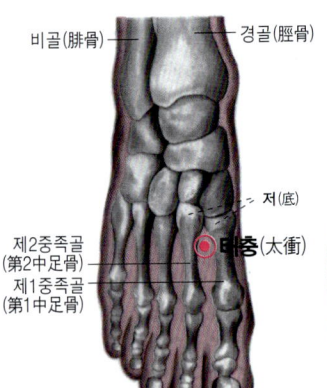
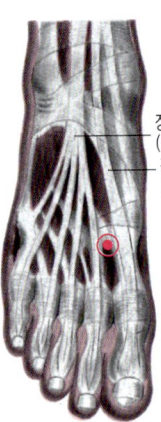

비골(腓骨) / 경골(脛骨)
장지신근-건 (長指伸筋-腱)
장모지신근-건 (長母指伸筋-腱)
저(底)
태충(太衝)
제2중족골 (第2中足骨)
제1중족골 (第1中足骨)

태충 Ι 발등의 제1, 2중족골저 앞쪽의 아래

소아 질환

소아 밤울음

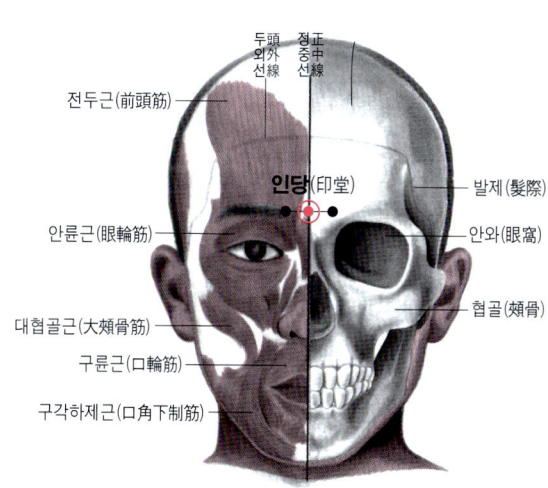

인당 | 양 눈썹 안쪽 끝의 중앙

소아 질환

소아 밤낮 바뀜

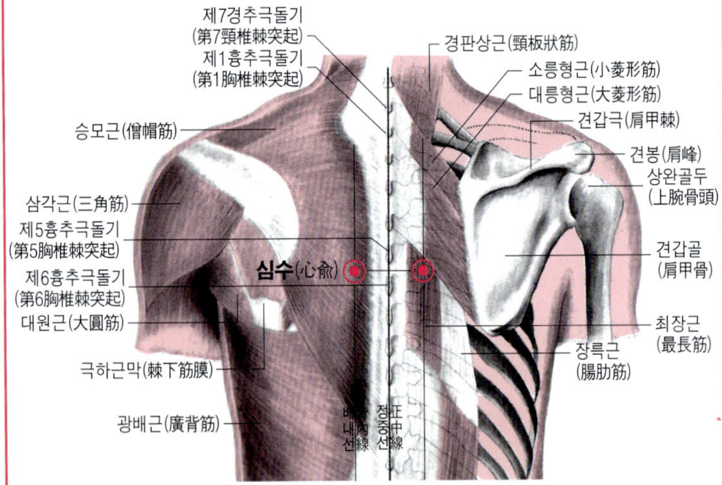

- 제7경추극돌기(第7頸椎棘突起)
- 제1흉추극돌기(第1胸椎棘突起)
- 경판상근(頸板狀筋)
- 소릉형근(小菱形筋)
- 대릉형근(大菱形筋)
- 견갑극(肩甲棘)
- 승모근(僧帽筋)
- 견봉(肩峰)
- 상완골두(上腕骨頭)
- 삼각근(三角筋)
- 제5흉추극돌기(第5胸椎棘突起)
- **심수(心兪)**
- 견갑골(肩甲骨)
- 제6흉추극돌기(第6胸椎棘突起)
- 대원근(大圓筋)
- 최장근(最長筋)
- 장륵근(腸肋筋)
- 극하근막(棘下筋膜)
- 광배근(廣背筋)
- 배내선, 정중선

심수 | 배내선상에서 제5, 6흉추극돌기 사이의 높이

소아 질환

소아 기관지폐렴

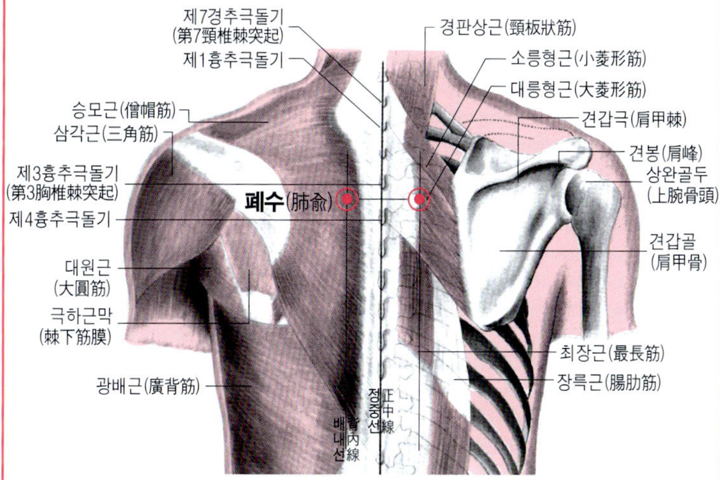

제7경추극돌기(第7頸椎棘突起)
제1흉추극돌기
경판상근(頸板狀筋)
소릉형근(小菱形筋)
대릉형근(大菱形筋)
승모근(僧帽筋)
삼각근(三角筋)
견갑극(肩甲棘)
견봉(肩峰)
제3흉추극돌기(第3胸椎棘突起)
제4흉추극돌기
폐수(肺兪)
상완골두(上腕骨頭)
견갑골(肩甲骨)
대원근(大圓筋)
극하근막(棘下筋膜)
광배근(廣背筋)
정중선 / 배내선
최장근(最長筋)
장륵근(腸肋筋)

폐수 ▎ 배내선상에서 제5, 6흉추극돌기 사이의 높이

소아 질환

발육부전

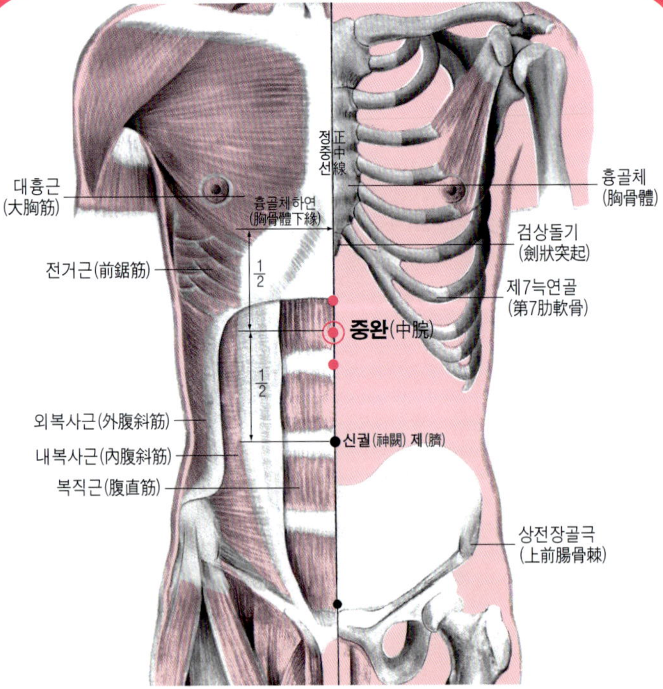

- 대흉근(大胸筋)
- 흉골체하연(胸骨體下緣)
- 전거근(前鋸筋)
- 중완(中脘)
- 외복사근(外腹斜筋)
- 내복사근(內腹斜筋)
- 복직근(腹直筋)
- 신궐(神闕) 제(臍)
- 정중선(正中線)
- 흉골체(胸骨體)
- 검상돌기(劍狀突起)
- 제7늑연골(第7肋軟骨)
- 상전장골극(上前腸骨棘)

중완3혈 | 정중선상에서 흉골체하연(명치)과 배꼽의 중앙

소아 질환

경끼 / 놀람

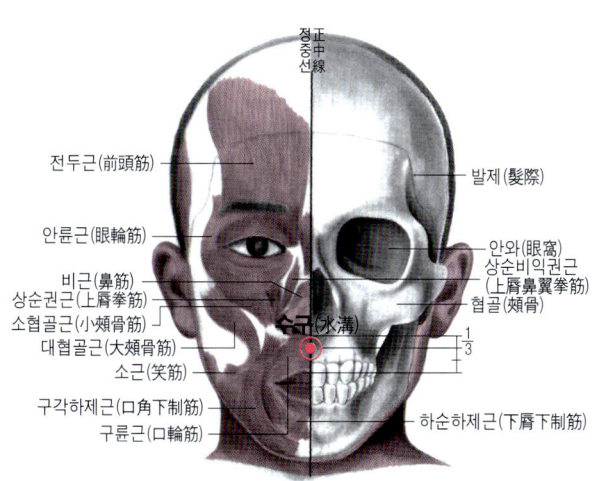

수구 ㅣ 두부 정중선상의 인중에서 비중격 아래쪽으로부터 1/3

여성 질환

폐경

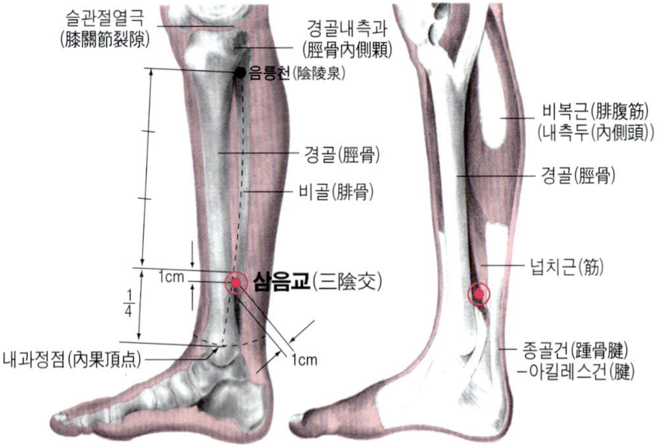

삼음교 ┃ 음릉천과 안쪽 복사뼈의 사이에서 안쪽 복사뼈의 중심으로부터 1/4의 하방 1cm에서, 경골 뒷쪽의 후방 1cm

여성 질환

질염

외복사근(外腹斜筋)
내복사근(內腹斜筋)
복직근(腹直筋)

정중선 正中線
신궐(神闕) 제(臍)

중극(中極)

치골결합(恥骨結合)
대퇴근막장근(大腿筋膜張筋)
대퇴직근(大腿直筋)
봉공근(縫工筋)

상전장골극(上前腸骨棘)
서경인대(鼠徑靭帶)
곡골(曲骨)
서경구(鼠徑溝)
대퇴골(大腿骨)

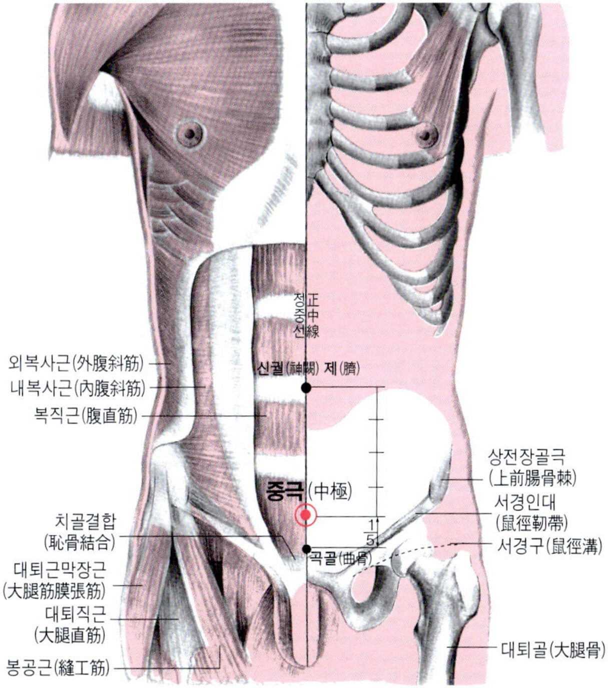

중극 | 정중선상에서 배꼽과 곡골의 사이에 곡골로부터 1/5

여성 질환

자궁암

- 외복사근(外腹斜筋)
- 내복사근(內腹斜筋)
- 복직근(腹直筋)
- 정중선/正中線
- 제(臍)
- 신궐(神闕)
- 관원(關元)
- 곡골(曲骨)
- 상전장골극(上前腸骨棘)
- 서경인대(鼠徑靭帶)
- 서경구(鼠徑溝)
- 치골결합(恥骨結合)
- 대퇴근막장근(大腿筋膜張筋)
- 대퇴직근(大腿直筋)
- 봉공근(縫工筋)
- 대퇴골(大腿骨)

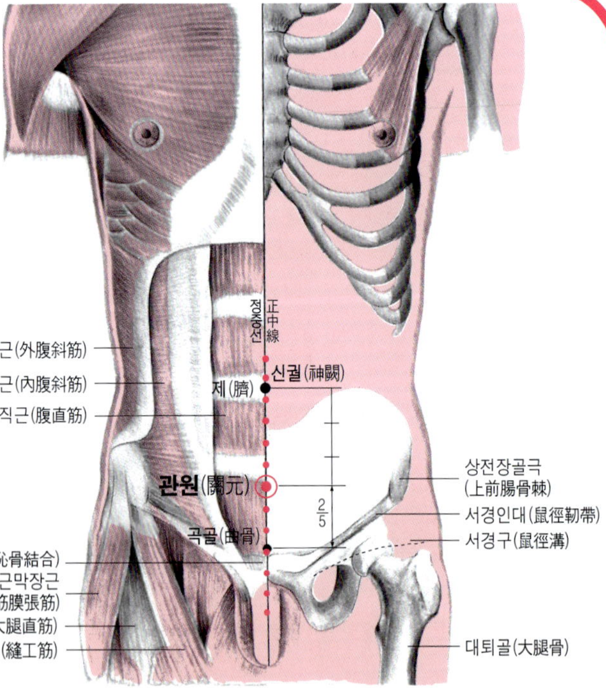

관원13혈 | 복간선상에서 천추와 기충의 사이에서 천추로부터 1/4

여성 질환

자궁부속기염

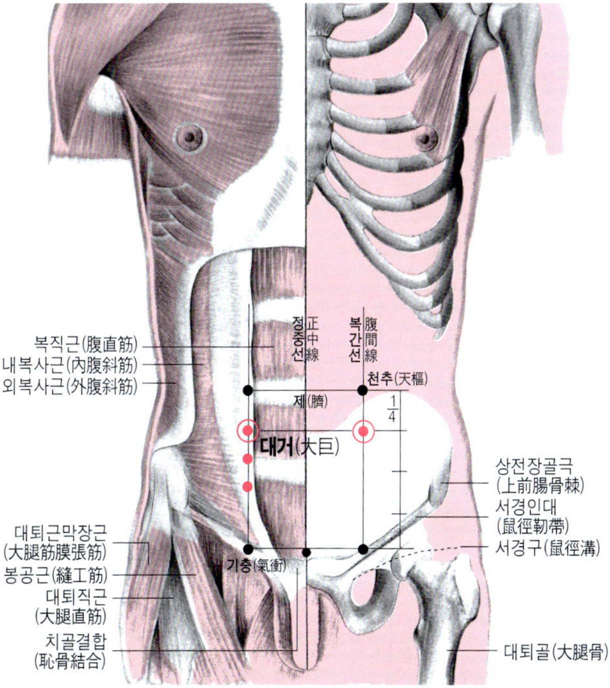

- 복직근(腹直筋)
- 내복사근(內腹斜筋)
- 외복사근(外腹斜筋)
- 정중선(正中線)
- 복간선(腹間線)
- 제(臍)
- 천추(天樞)
- 대거(大巨)
- 1/4
- 상전장골극(上前腸骨棘)
- 서경인대(鼠徑靭帶)
- 대퇴근막장근(大腿筋膜張筋)
- 봉공근(縫工筋)
- 대퇴직근(大腿直筋)
- 치골결합(恥骨結合)
- 기충(氣衝)
- 서경구(鼠徑溝)
- 대퇴골(大腿骨)

대거3혈 | 복간선상에서 천추와 기충의 사이에서 천추로부터 1/4

여성 질환

임신 입덧

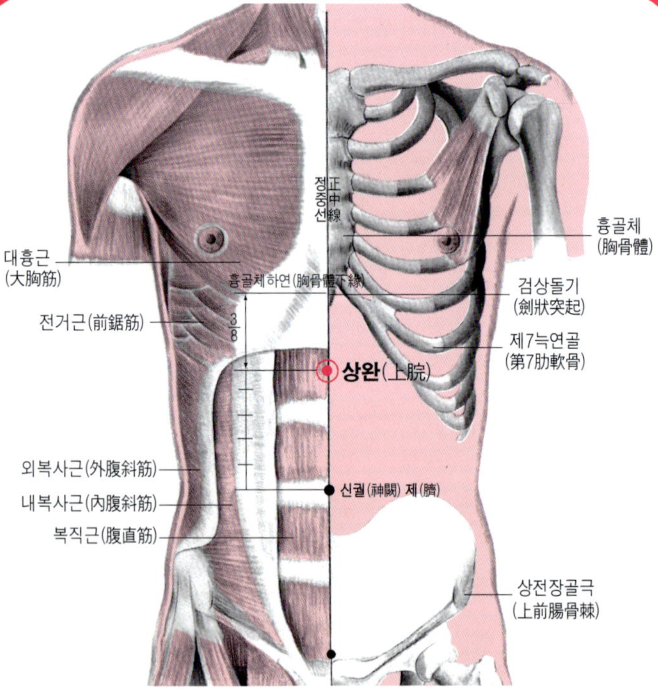

정중중선선

- 대흉근 (大胸筋)
- 전거근 (前鋸筋)
- 흉골체하연 (胸骨體下緣)
- 3/8
- 외복사근 (外腹斜筋)
- 내복사근 (內腹斜筋)
- 복직근 (腹直筋)

- 흉골체 (胸骨體)
- 검상돌기 (劍狀突起)
- 제7늑연골 (第7肋軟骨)
- ● **상완**(上脘)
- ● 신궐(神闕) 제(臍)
- 상전장골극 (上前腸骨棘)

상완 ┃ 정중선상에서 흉골체하연(명치)과 배꼽의 사이에 흉골체하연으로부터 3/8

여성 질환

유즙분비부족

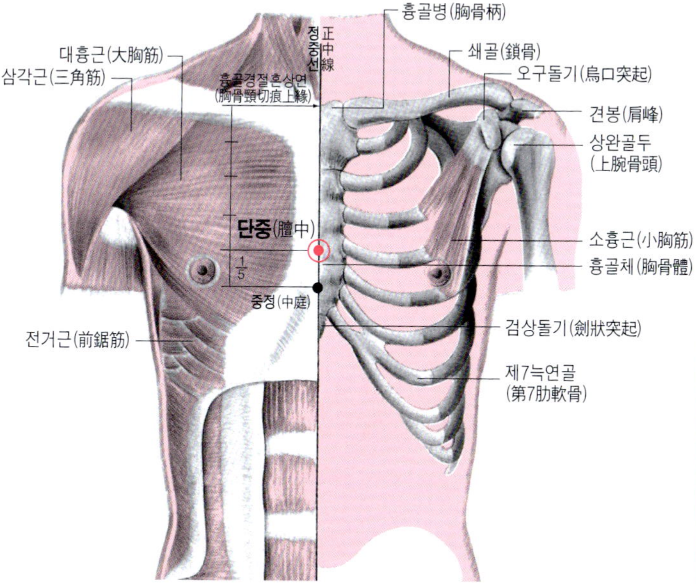

단중 | 정중선상에서 흉골경절흔 윗쪽과 중정의 사이에 중정으로부터 1/5

여성 질환

유선염 - 급성

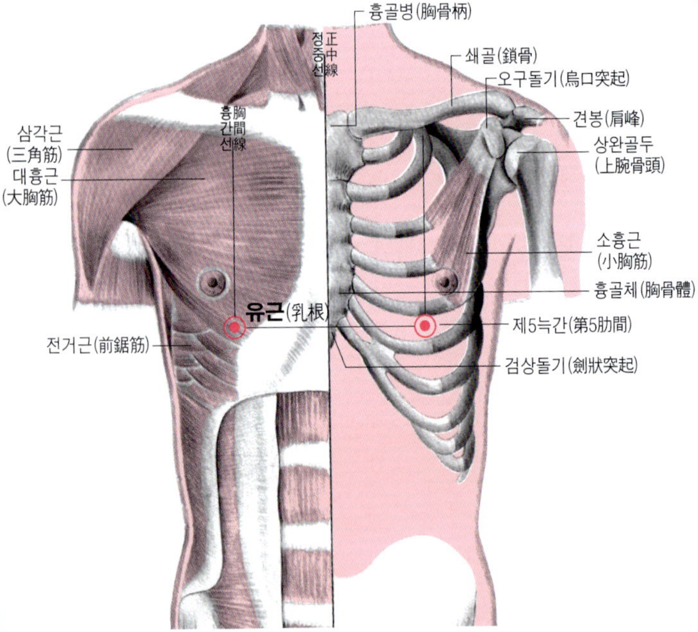

- 흉골병(胸骨柄)
- 정중선(正中線)
- 쇄골(鎖骨)
- 오구돌기(烏口突起)
- 견봉(肩峰)
- 상완골두(上腕骨頭)
- 흉골간선(胸間線)
- 삼각근(三角筋)
- 대흉근(大胸筋)
- 소흉근(小胸筋)
- 흉골체(胸骨體)
- **유근(乳根)**
- 전거근(前鋸筋)
- 제5늑간(第5肋間)
- 검상돌기(劍狀突起)

유근 Ⅰ 복간선상에서 제5늑간

여성 질환

유방통 / 젖몸살

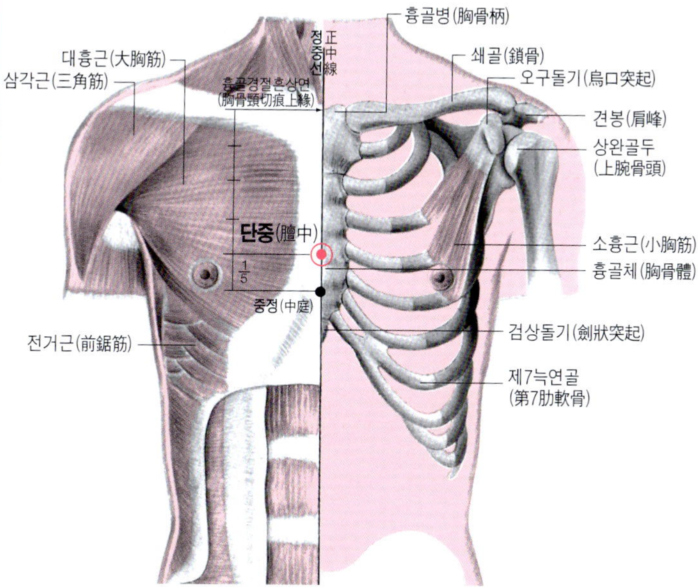

- 흉골병(胸骨柄)
- 쇄골(鎖骨)
- 오구돌기(烏口突起)
- 견봉(肩峰)
- 상완골두(上腕骨頭)
- 대흉근(大胸筋)
- 삼각근(三角筋)
- 흉골경절흔상연(胸骨頸切痕上緣)
- 정중선 / 正中線
- **단중(膻中)**
- 1/5
- 중정(中庭)
- 소흉근(小胸筋)
- 흉골체(胸骨體)
- 검상돌기(劍狀突起)
- 전거근(前鋸筋)
- 제7늑연골(第7肋軟骨)

단중 ┃ 정중선상에서 흉골경절흔 윗쪽과 중정의 사이에 중정으로부터 1/5

여성 질환

월경통(생리통)

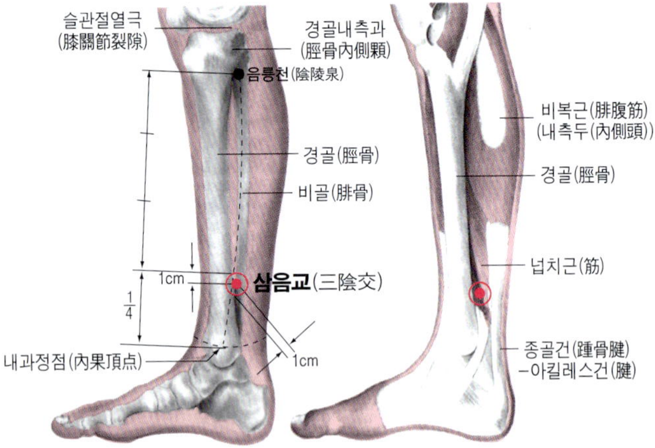

슬관절열극
(膝關節裂隙)

경골내측과
(脛骨內側顆)

음릉천(陰陵泉)

비복근(腓腹筋)
(내측두(內側頭))

경골(脛骨)

비골(腓骨)

경골(脛骨)

넙치근(筋)

1cm **삼음교**(三陰交)

$\frac{1}{4}$

내과정점(內果頂点)

1cm

종골건(踵骨腱)
―아킬레스건(腱)

삼음교 | 음릉천과 안쪽 복사뼈의 사이에서 안쪽 복사뼈의 중심으로부터 1/4의 하방 1cm에서, 경골 뒷쪽의 후방 1cm

여성 질환

월경불순

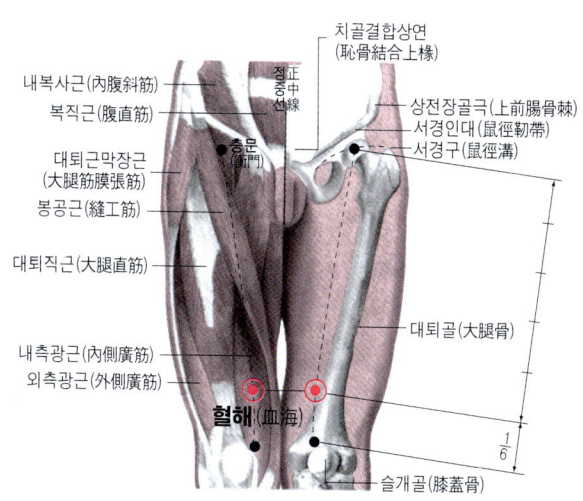

혈해 ┃ 충문과 슬개골 위-안쪽의 사이에서 아래로 부터 1/6

여성 질환

습관성 유산

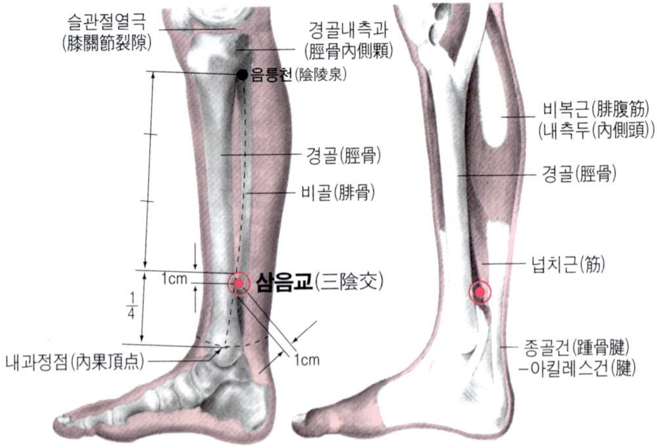

- 슬관절열극(膝關節裂隙)
- 음릉천(陰陵泉)
- 경골내측과(脛骨內側顆)
- 비복근(腓腹筋)(내측두(內側頭))
- 경골(脛骨)
- 비골(腓骨)
- 경골(脛骨)
- 넙치근(筋)
- 삼음교(三陰交)
- 1cm
- 1/4
- 내과정점(內果頂点)
- 1cm
- 종골건(踵骨腱) - 아킬레스건(腱)

삼음교 | 음릉천과 안쪽 복사뼈의 사이에서 안쪽 복사뼈의 중심으로부터 1/4의 하방 1cm에서, 경골 뒷쪽의 후방 1cm

여성 질환

산후 모유분비 촉진

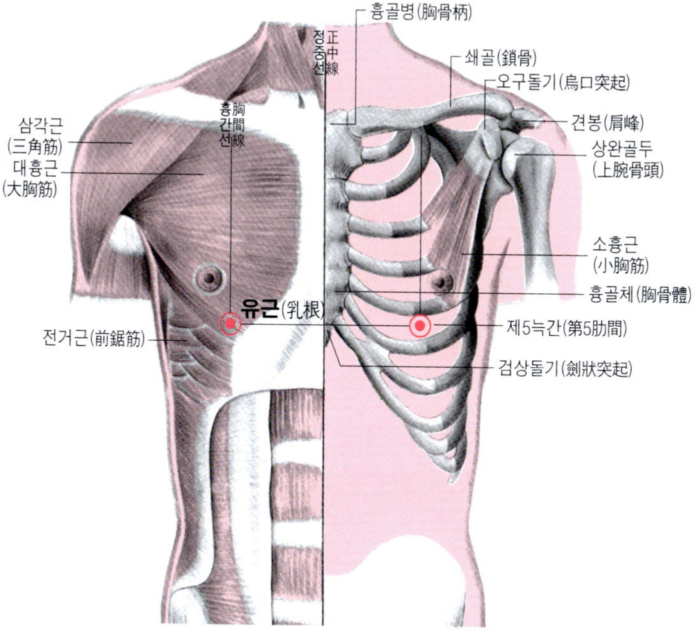

유근 | 복간선상에서 제5늑간

여성 질환

불임증

외복사근(外腹斜筋)
내복사근(內腹斜筋)
복직근(腹直筋)

정중선 正中線
제(臍)
신궐(神闕)

관원(關元)
곡골(曲骨)

상전장골극(上前腸骨棘)
서경인대(鼠徑靭帶)
서경구(鼠徑溝)

치골결합(恥骨結合)
대퇴근막장근(大腿筋膜張筋)
대퇴직근(大腿直筋)
봉공근(縫工筋)

대퇴골(大腿骨)

2/5

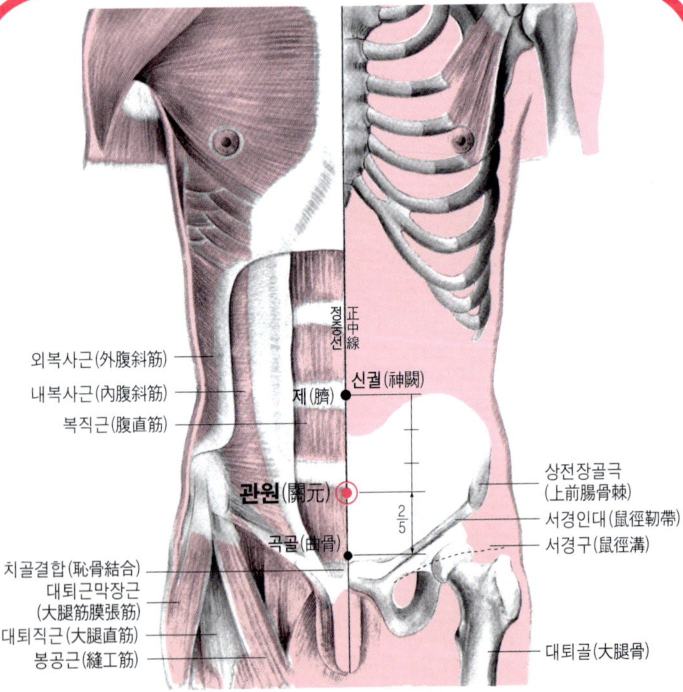

관원 | 정중선상에서, 신궐(배꼽의중심)과 곡골의 사이에 곡골로부터 2/5

여성 질환

불감증

외복사근(外腹斜筋)
내복사근(內腹斜筋)
복직근(腹直筋)

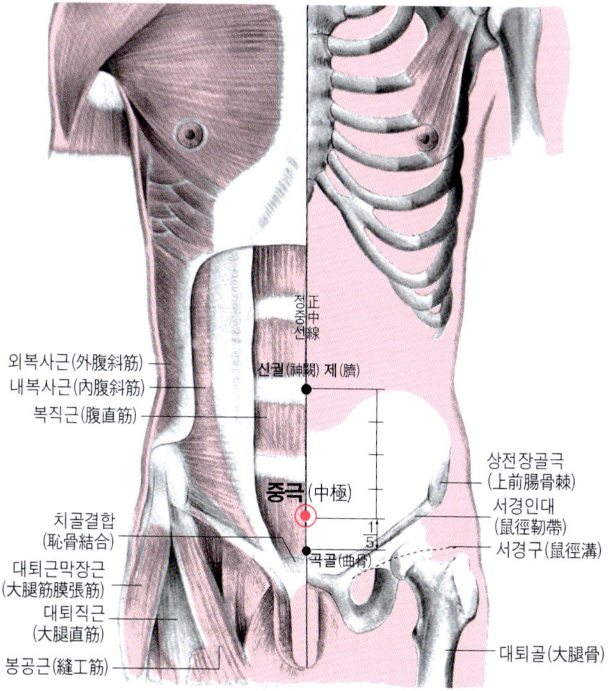

정중선(正中線)

신궐(神闕) 제(臍)

중극(中極)

치골결합(恥骨結合)

대퇴근막장근(大腿筋膜張筋)
대퇴직근(大腿直筋)
봉공근(縫工筋)

상전장골극(上前腸骨棘)
서경인대(鼠徑靭帶)
곡골(曲骨)
서경구(鼠徑溝)
대퇴골(大腿骨)

중극 ㅣ 정중선상에서 배꼽과 곡골의 사이에 곡골로부터 1/5

여성 질환

냉대하

- 외복사근(外腹斜筋)
- 내복사근(內腹斜筋)
- 복직근(腹直筋)
- 정중선(正中線)
- 제(臍)
- 신궐(神闕)
- 관원(關元)
- 곡골(曲骨)
- 상전장골극(上前腸骨棘)
- 서경인대(鼠徑靭帶)
- 서경구(鼠徑溝)
- 치골결합(恥骨結合)
- 대퇴근막장근(大腿筋膜張筋)
- 대퇴직근(大腿直筋)
- 봉공근(縫工筋)
- 대퇴골(大腿骨)

2/5

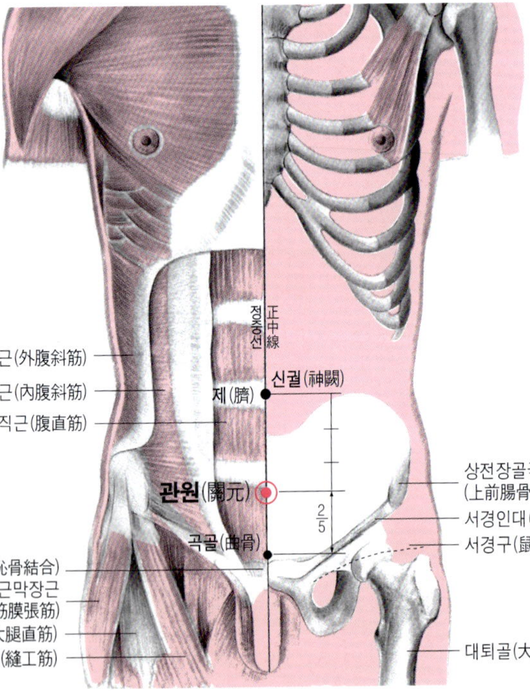

관원 | 정중선상에서, 신궐(배꼽의중심)과 곡골의 사이에 곡골로부터 2/5

여성 질환

갱년기 증상

외복사근(外腹斜筋)
내복사근(內腹斜筋)
복직근(腹直筋)

제(臍)
정중선 正中線
신궐(神闕)

관원(關元)
곡골(曲骨)
2/5

상전장골극(上前腸骨棘)
서경인대(鼠徑靭帶)
서경구(鼠徑溝)

치골결합(恥骨結合)
대퇴근막장근(大腿筋膜張筋)
대퇴직근(大腿直筋)
봉공근(縫工筋)

대퇴골(大腿骨)

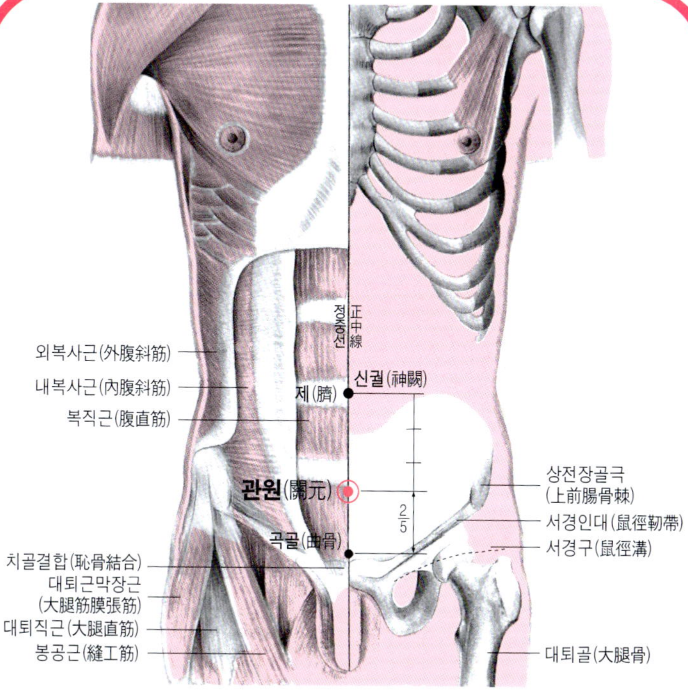

관원 ┃ 정중선상에서, 신궐(배꼽의중심)과 곡골의 사이에 곡골로부터 2/5

여성 질환

갱년기 장애

백회(百會)
신정(神庭)
전발제(前髮際)
안와(眼窩)
협골(頰骨)
뇌호(腦戶)
측두두정근(側頭頭頂筋)
전두근(前頭筋)
외후두융기(外後頭隆起)
안륜근(眼輪筋)
상이개근(上耳介筋)
하악지(下顎枝)
후두근(後頭筋)
승모근(僧帽筋)
흉쇄유돌근(胸鎖乳突筋)
광경근(廣頸筋)

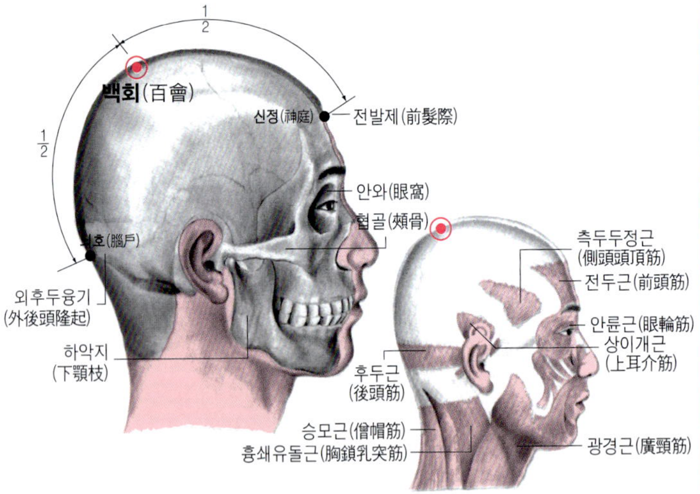

백회 | 정중선상에서 신정과 뇌호의 중앙

미용법

허벅지 비만

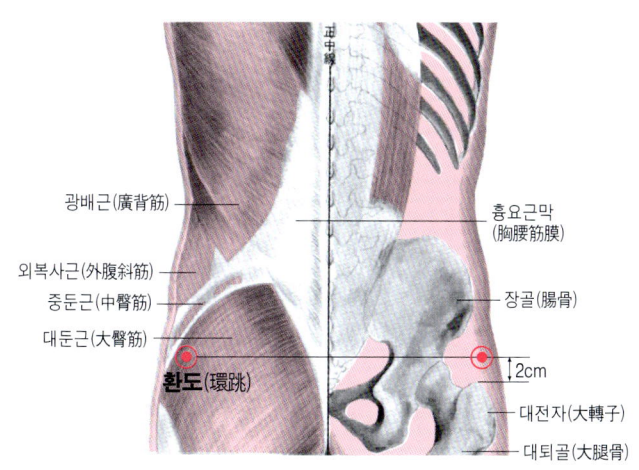

환도 ┃ 대퇴골 대전자의 정점으로부터 상방 2cm

미용법

처진 히프

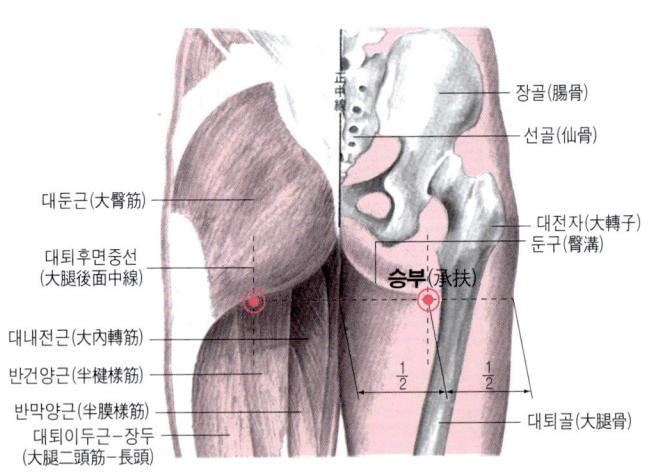

승부 | 대퇴후면 중선과 둔구와의 교점

미용법

장단지 비만

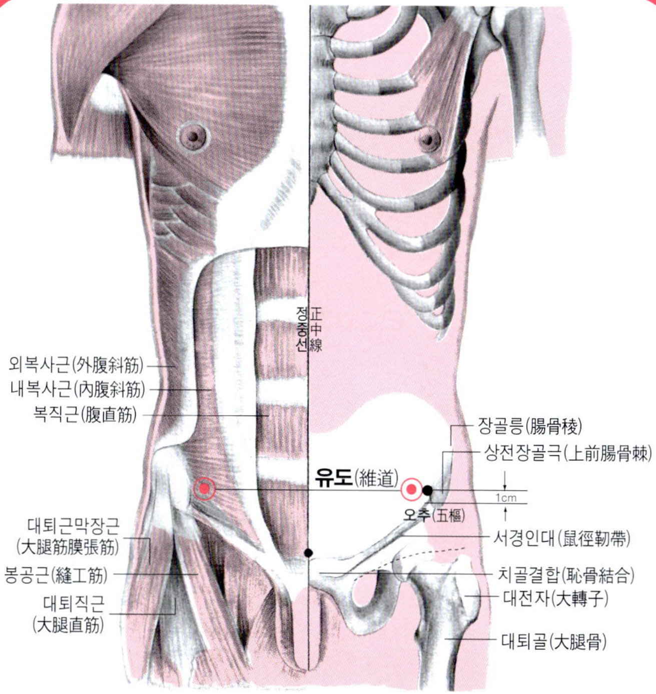

- 외복사근(外腹斜筋)
- 내복사근(內腹斜筋)
- 복직근(腹直筋)

정중선 正中線

- 장골릉(腸骨稜)
- 상전장골극(上前腸骨棘)

1cm

유도(維道)

오추(五樞)

- 서경인대(鼠徑靭帶)
- 대퇴근막장근(大腿筋膜張筋)
- 봉공근(縫工筋)
- 대퇴직근(大腿直筋)
- 치골결합(恥骨結合)
- 대전자(大轉子)
- 대퇴골(大腿骨)

유도 ㅣ 장골릉 앞쪽에서 상전장골극 윗쪽 1cm

미용법

유방을 풍만하게

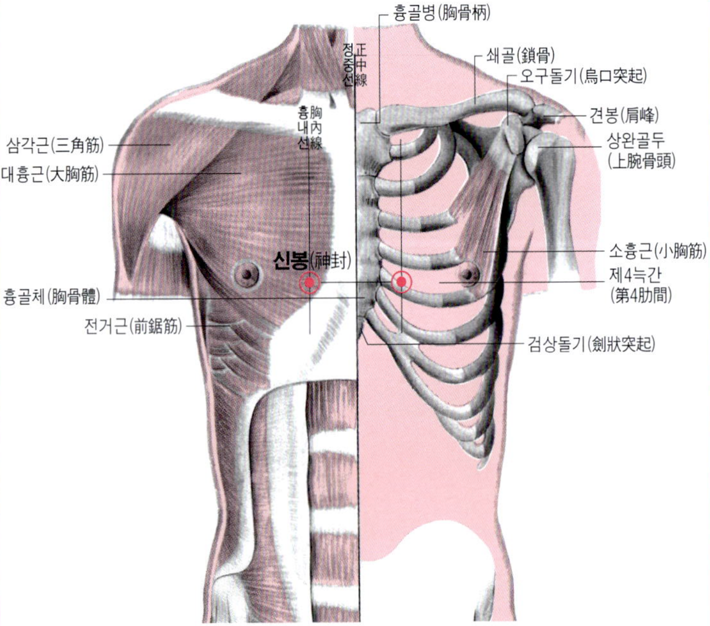

- 흉골병(胸骨柄)
- 정중선(正中線)
- 흉내선(胸內線)
- 쇄골(鎖骨)
- 오구돌기(烏口突起)
- 견봉(肩峰)
- 상완골두(上腕骨頭)
- 삼각근(三角筋)
- 대흉근(大胸筋)
- **신봉(神封)**
- 소흉근(小胸筋)
- 제4늑간(第4肋間)
- 흉골체(胸骨體)
- 전거근(前鋸筋)
- 검상돌기(劍狀突起)

신봉 ｜ 흉내선상에서 제4늑간

미용법

살빼기 (다이어트)

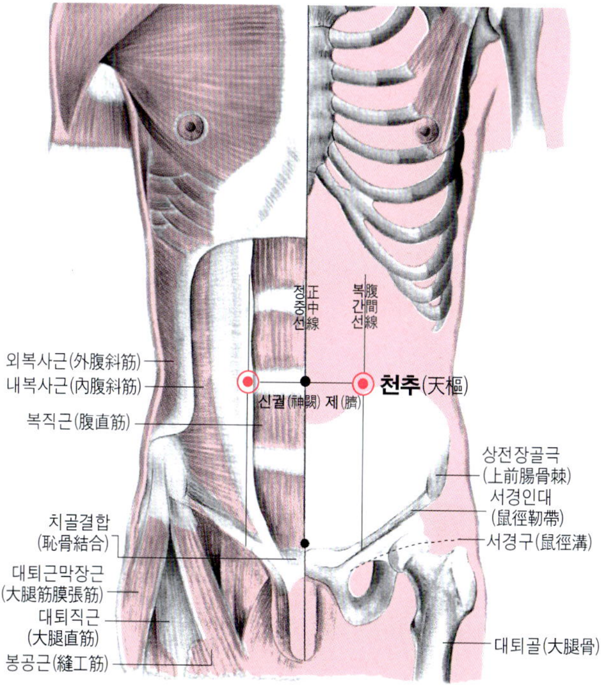

외복사근(外腹斜筋)
내복사근(內腹斜筋)
복직근(腹直筋)

정중선 正中線
복간선 腹間線

신궐(神闕) 제(臍)
천추(天樞)

상전장골극(上前腸骨棘)
서경인대(鼠徑靭帶)
서경구(鼠徑溝)

치골결합(恥骨結合)
대퇴근막장근(大腿筋膜張筋)
대퇴직근(大腿直筋)
봉공근(縫工筋)

대퇴골(大腿骨)

천추 ┃ 복간선상에서 신궐의 높이

미용법

비만(아랫배, 허리, 내장)

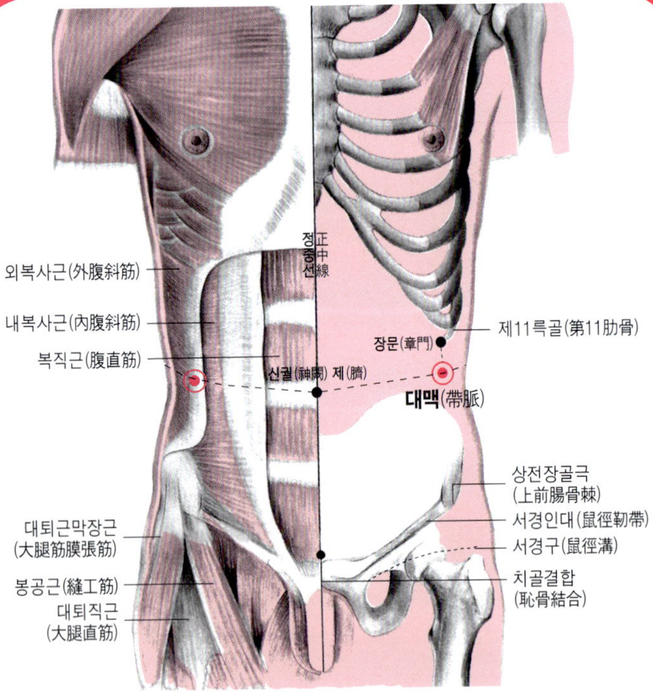

- 외복사근(外腹斜筋)
- 내복사근(內腹斜筋)
- 복직근(腹直筋)
- 정중선(正中線)
- 신궐(神闕) 제(臍)
- 장문(章門)
- 제11늑골(第11肋骨)
- 대맥(帶脈)
- 상전장골극(上前腸骨棘)
- 서경인대(鼠徑靭帶)
- 서경구(鼠徑溝)
- 치골결합(恥骨結合)
- 대퇴근막장근(大腿筋膜張筋)
- 봉공근(縫工筋)
- 대퇴직근(大腿直筋)

대맥 | 장문의 바로 밑에서 신궐(배꼽의 중심)의 높이

미용법

비만

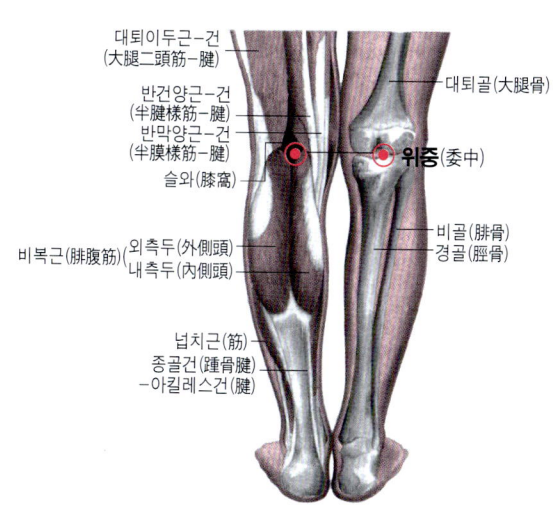

위중 | 무릎 뒤 주름의 중앙

미용법

미용치료 / 주름제거

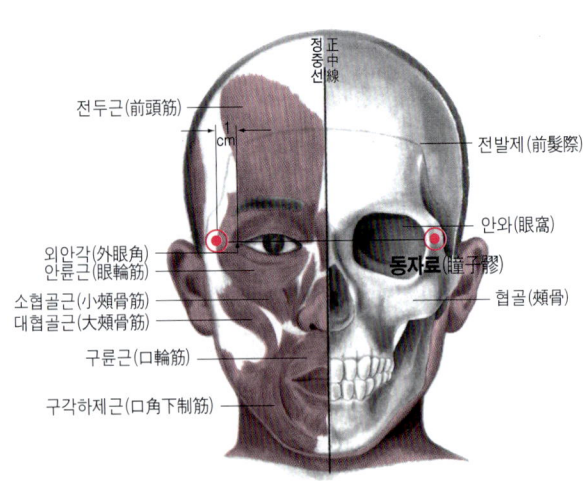

동자료 ㅣ 눈 바깥쪽의 외측 1cm

미용법

무릎비반

외복사근(外腹斜筋)
내복사근(內腹斜筋)
복직근(腹直筋)

정중선 正中線

장골릉(腸骨稜)
상전장골극(上前腸骨棘)
2cm

오추(五樞)

대퇴근막장근(大腿筋膜張筋)
대퇴직근(大腿直筋)
봉공근(縫工筋)

서경인대(鼠徑靭帶)
대전자(大轉子)
대퇴골(大腿骨)

치골결합(恥骨結合)

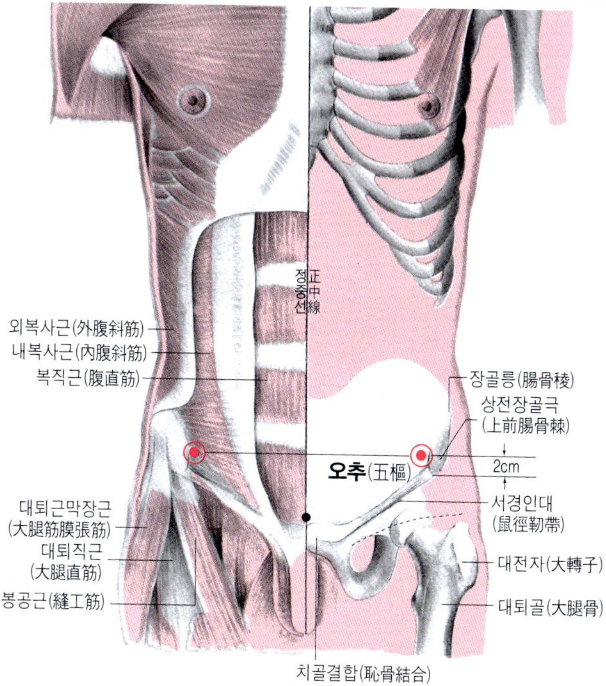

오추 ┃ 장골릉 앞쪽에서 상전장골극의 윗쪽 2cm

정신 질환
집중력 증강

척골(尺骨)
요골(橈骨)
태연(太淵)
주상골(舟狀骨)
대능형골(大菱形骨)
월상골(月狀骨)
삼각골(三角骨)

장모지외전근건(長母指外轉筋腱)
단모지외전근건(短母指外轉筋腱)
단모지외전근(短母指外轉筋)
두상골(豆狀骨)
단모지굴근(短母指屈筋)

장장근-건(長掌筋-腱)
두상골(豆狀骨)
소지외전근(小指外轉筋)
천지굴근-건(淺指屈筋-腱)
충양근(蟲樣筋)

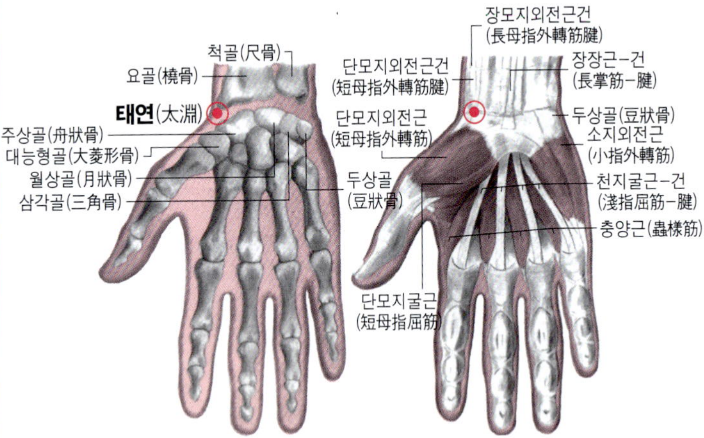

태연 | 수관절 손바닥 주름상에서 엄지측 동맥부

정신 질환

정신분열증

- 흉골병(胸骨柄)
- 대흉근(大胸筋)
- 삼각근(三角筋)
- 흉골경절흔상연(胸骨頸切痕上緣)
- 정중선 / 正中線
- 쇄골(鎖骨)
- 오구돌기(烏口突起)
- 견봉(肩峰)
- 상완골두(上腕骨頭)
- 단중(膻中)
- 1/5
- 중정(中庭)
- 소흉근(小胸筋)
- 흉골체(胸骨體)
- 전거근(前鋸筋)
- 검상돌기(劍狀突起)
- 제7늑연골(第7肋軟骨)

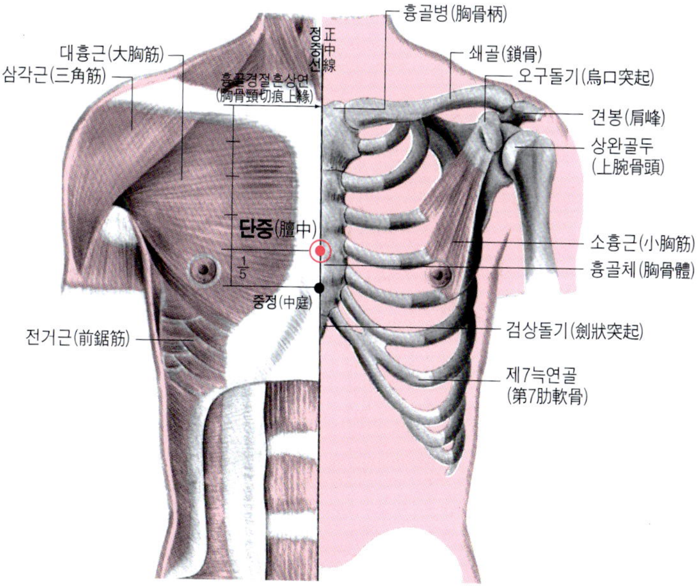

단중 ┃ 정중선상에서 흉골경절흔 윗쪽과 중정의 사이에 중정으로부터 1/5

정신 질환

음식중독

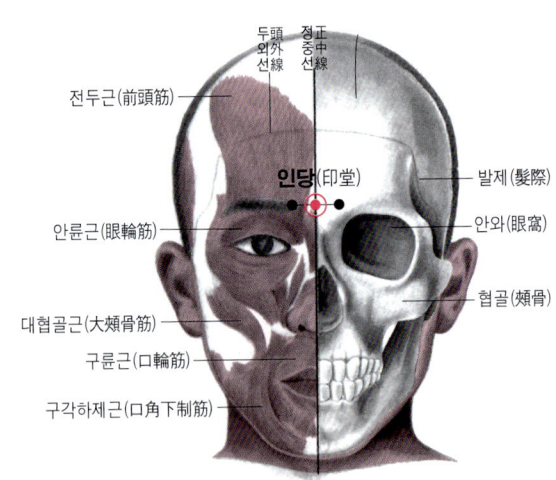

인당 | 양 눈썹 안쪽 끝의 중앙

정신 질환

우울증

흉골병(胸骨柄)
정중선 正中線
대흉근(大胸筋)
삼각근(三角筋)
흉골경절흔상연(胸骨頸切痕上緣)
쇄골(鎖骨)
오구돌기(烏口突起)
견봉(肩峰)
상완골두(上腕骨頭)
단중(膻中)
소흉근(小胸筋)
흉골체(胸骨體)
중정(中庭)
검상돌기(劍狀突起)
전거근(前鋸筋)
제7늑연골(第7肋軟骨)

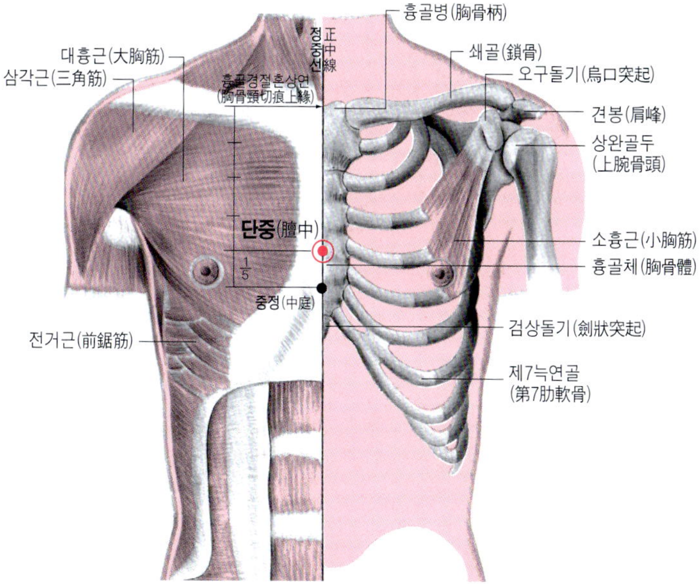

단중 ┃ 정중선상에서 흉골경절흔 윗쪽과 중정의 사이에 중정으로부터 1/5

정신 질환

불면증

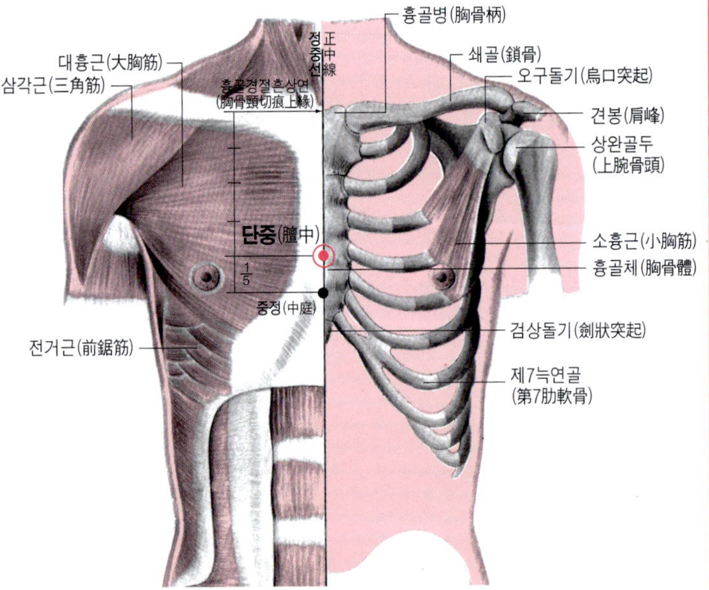

흉골병(胸骨柄)
정중선 正中線
흉쇄경절흔상연(胸骨頸切痕上緣)
쇄골(鎖骨)
오구돌기(烏口突起)
견봉(肩峰)
상완골두(上腕骨頭)
대흉근(大胸筋)
삼각근(三角筋)
단중(膻中)
1/5
중정(中庭)
소흉근(小胸筋)
흉골체(胸骨體)
검상돌기(劍狀突起)
전거근(前鋸筋)
제7늑연골(第7肋軟骨)

단중 ㅣ 정중선상에서 흉골경절흔 윗쪽과 중정의 사이에 중정으로부터 1/5

정신 질환

무맥증(맥이 낮고 고르지 않다)

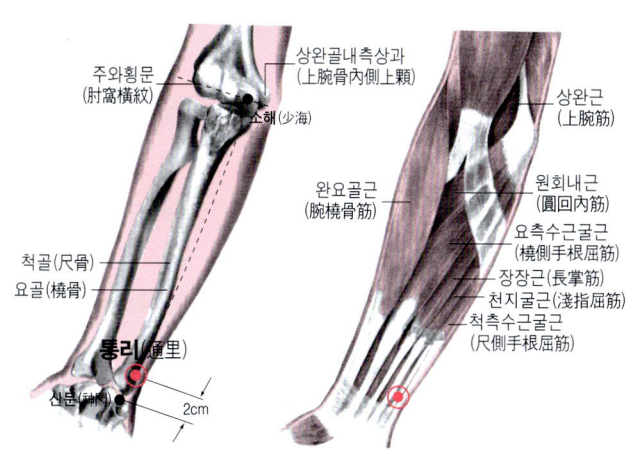

통리 | 소해와 신문 사이의 신문으로부터 2cm

정신 질환

몽유병

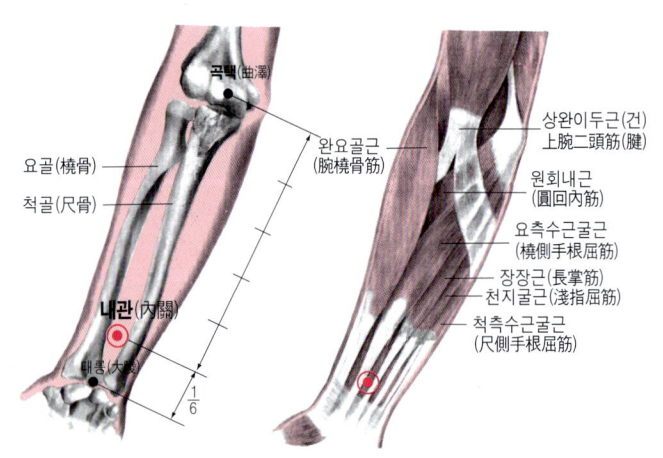

내관 | 곡택과 대릉의 사이에서 대릉으로부터 1/6(상방 2촌)

정신 질환

맥관염 – 상지

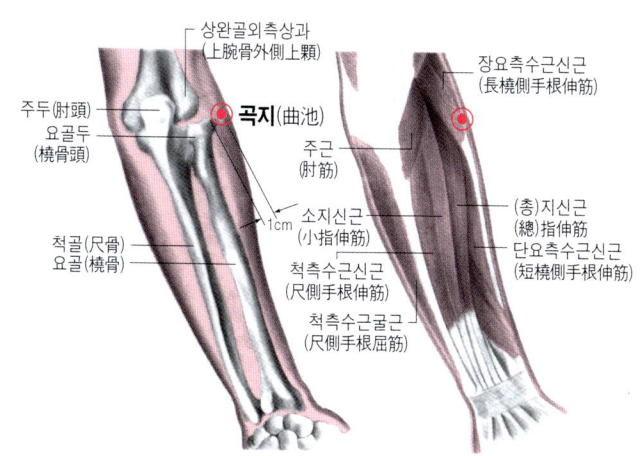

곡지 | 요골두 바깥 위쪽으로 부터 팔꿈치 안주름에 따라 내방 1cm (팔꿈치를 굽힐 나타나는 주름 끝)

정신 질환

말더듬

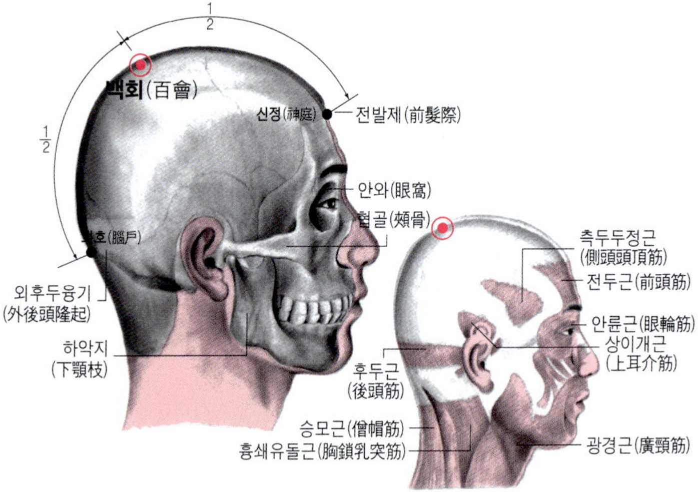

백회(百會)
신정(神庭) — 전발제(前髮際)
안와(眼窩)
협골(頰骨)
뇌호(腦戶)
측두두정근(側頭頭頂筋)
외후두융기(外後頭隆起)
전두근(前頭筋)
하악지(下顎枝)
안륜근(眼輪筋)
상이개근(上耳介筋)
후두근(後頭筋)
승모근(僧帽筋)
흉쇄유돌근(胸鎖乳突筋)
광경근(廣頸筋)

백회 ▮ 정중선상에서 신정과 뇌호의 중앙

정신 질환

구안와사(주위성 안면 신경 마비)

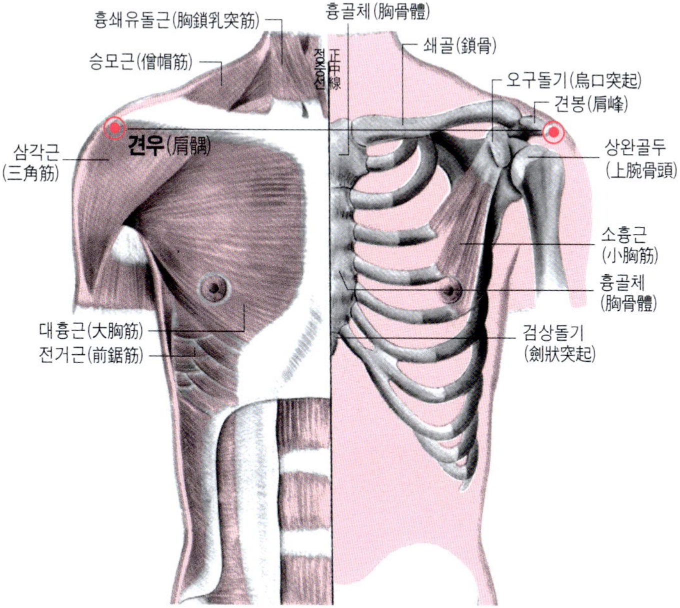

- 흉쇄유돌근(胸鎖乳突筋)
- 승모근(僧帽筋)
- 삼각근(三角筋)
- **견우**(肩髃)
- 대흉근(大胸筋)
- 전거근(前鋸筋)
- 흉골체(胸骨體)
- 正中線(정중선)
- 쇄골(鎖骨)
- 오구돌기(烏口突起)
- 견봉(肩峰)
- 상완골두(上腕骨頭)
- 소흉근(小胸筋)
- 흉골체(胸骨體)
- 검상돌기(劍狀突起)

견우 ㅣ 부돌과 결분의 중앙

정신 질환

광장공포증

해부 레이블:
- 제7경추극돌기(第7頸椎棘突起)
- 제1흉추극돌기(第1胸椎棘突起)
- 대추(大椎)
- 정중선(正中線)
- 경판상(頸板狀筋)
- 소릉형근(小菱形筋)
- 대릉형근(大菱形筋)
- 견갑극(肩甲棘)
- 견봉(肩峰)
- 상완골두(上腕骨頭)
- 견갑골(肩甲骨)
- 삼각근(三角筋)
- 원근(大圓筋)
- 극하근막(棘下筋膜)
- 승모근(僧帽筋)
- 최장근(最長筋)
- 장륵근(腸肋筋)
- 광배근(廣背筋)

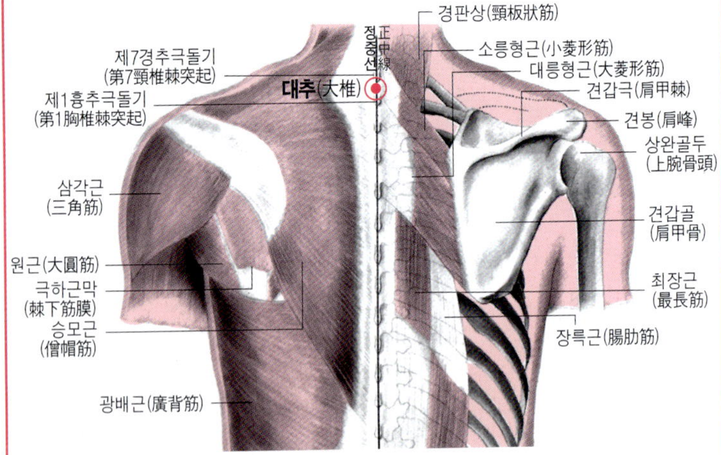

대추 | 제7경추극돌기와 제1흉추극돌기의 사이

관절/팔·다리·목 질환

허리디스크

광배근(廣背筋)
흉요근막(胸腰筋膜)
외복사근(外腹斜筋)
제4요추극돌기(第4腰椎棘突起)
중둔근(中臀筋)
대둔근(大臀筋)

최장근(最長筋)
장늑근(腸肋筋)
3.5寸
요안(腰眼)
제5요추극돌기(第5腰椎棘突起)
가점(假点)
장골(腸骨)
선골(仙骨)
정중선골능(正中仙骨稜)
요유(腰兪)
선골각(仙骨角)
미골(尾骨)
대전자(大轉子)

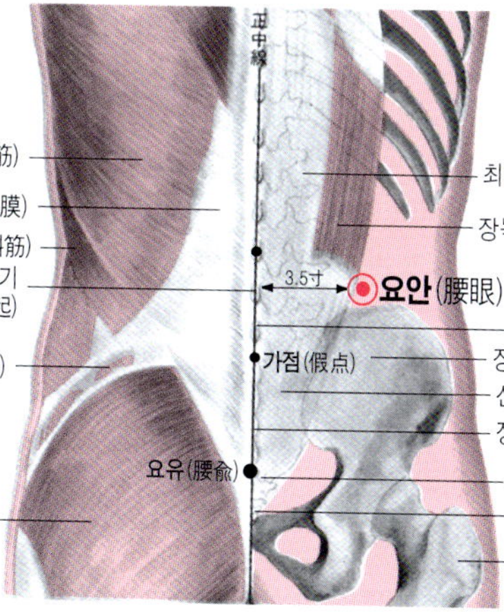

요안 ┃ 제3요추극돌기의 양 옆 3.4촌 함몰부

관절/팔·다리·목 질환

하지마비 / 저림

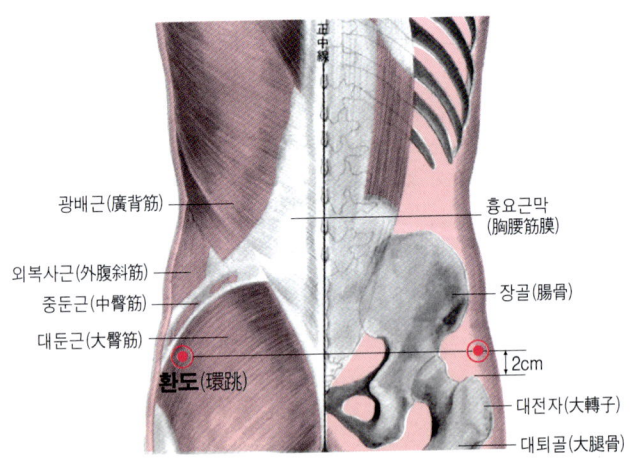

- 광배근(廣背筋)
- 외복사근(外腹斜筋)
- 중둔근(中臀筋)
- 대둔근(大臀筋)
- **환도(環跳)**
- 흉요근막(胸腰筋膜)
- 장골(腸骨)
- 2cm
- 대전자(大轉子)
- 대퇴골(大腿骨)

환도 | 대퇴골 대전자의 정점으로부터 상방 2cm

관절/팔·다리·목 질환

통풍

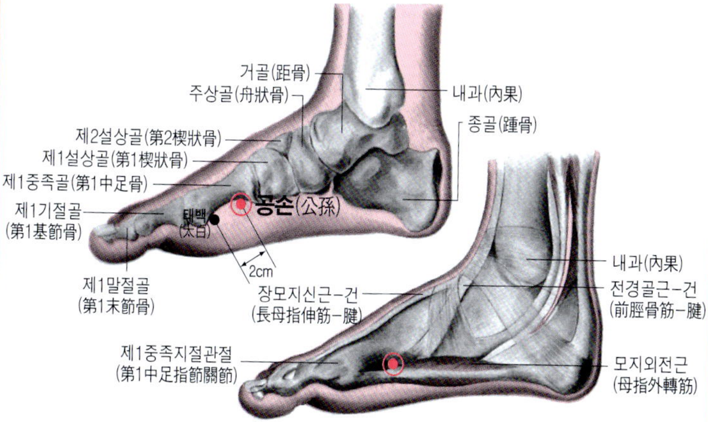

거골(距骨)
주상골(舟狀骨)
내과(內果)
제2설상골(第2楔狀骨)
제1설상골(第1楔狀骨)
종골(踵骨)
제1중족골(第1中足骨)
제1기절골(第1基節骨)
태백(太白)
공손(公孫)
2cm
제1말절골(第1末節骨)
장모지신근-건(長母指伸筋-腱)
내과(內果)
전경골근-건(前脛骨筋-腱)
제1중족지절관절(第1中足指節關節)
모지외전근(母指外轉筋)

공손 ┃ 족부 내측에서 태백의 후방 2cm

관절/팔·다리·목 질환

좌골신경통

- 광배근(廣背筋)
- 흉요근막(胸腰筋膜)
- 외복사근(外腹斜筋)
- 제4요추극돌기(第4腰椎棘突起)
- 중둔근(中臀筋)
- 요유(腰兪)
- 대둔근(大臀筋)

- 최장근(最長筋)
- 장늑근(腸肋筋)
- 3.5寸
- 요안(腰眼)
- 가점(假点)
- 제5요추극돌기(第5腰椎棘突起)
- 장골(腸骨)
- 선골(仙骨)
- 정중선골능(正中仙骨稜)
- 선골각(仙骨角)
- 미골(尾骨)
- 대전자(大轉子)

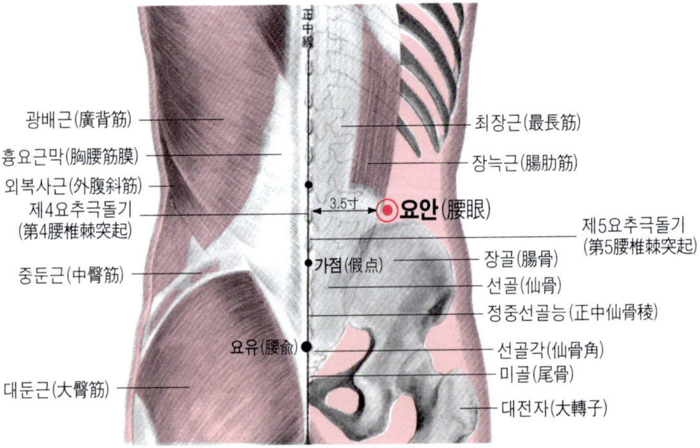

요안 ｜ 제3요추극돌기의 양 옆 3.4촌 함몰부

관절/팔·다리·목 질환

족근통(발꿈치 통증)

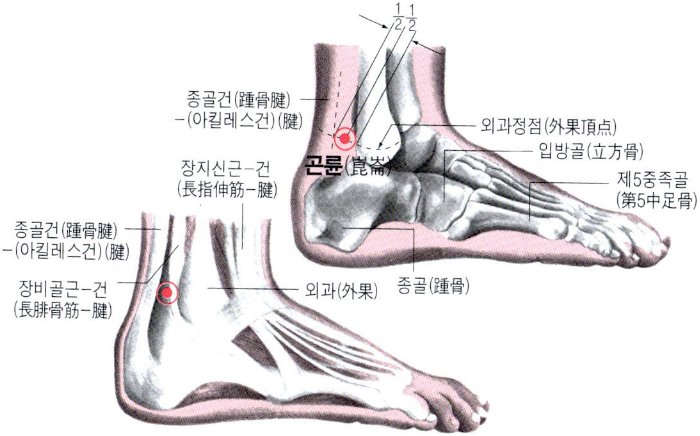

종골건(踵骨腱)
-(아킬레스건)(腱)

장지신근-건
(長指伸筋-腱)

곤륜(崑崙)

외과정점(外果頂点)

입방골(立方骨)

제5중족골
(第5中足骨)

종골건(踵骨腱)
-(아킬레스건)(腱)

장비골근-건
(長腓骨筋-腱)

외과(外果)

종골(踵骨)

곤륜 | 바깥 복사뼈 중심의 높이에서, 바깥 복사뼈와 아킬레스건의 중심

관절/팔·다리·목 질환

장단지 근육 경련

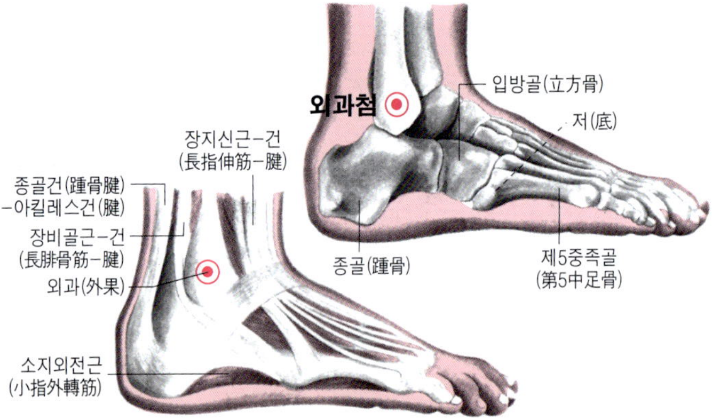

외과첨 · 외복사뼈 중앙

관절/팔·다리·목 질환

아킬레스건염

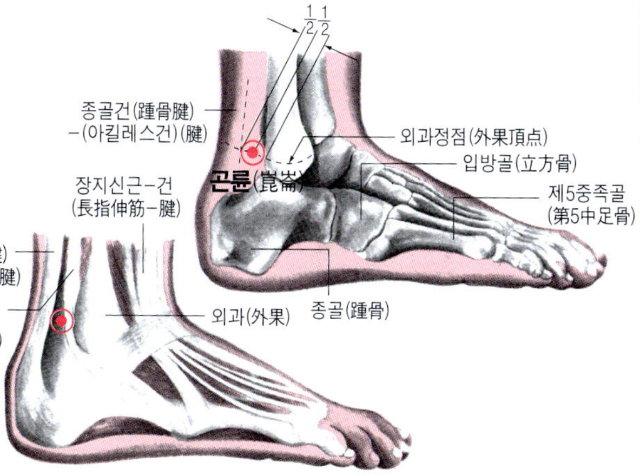

종골건(踵骨腱)
-(아킬레스건)(腱)

장지신근-건
(長指伸筋-腱)

곤륜(崑崙)

외과정점(外果頂点)

입방골(立方骨)

제5중족골
(第5中足骨)

종골건(踵骨腱)
-(아킬레스건)(腱)

장비골근-건
(長腓骨筋-腱)

외과(外果)

종골(踵骨)

곤륜 Ⅰ 바깥 복사뼈 중심의 높이에서, 바깥 복사뼈와
아킬레스건의 중심

손발 끝 감각 이상증

관절/팔·다리·목 질환

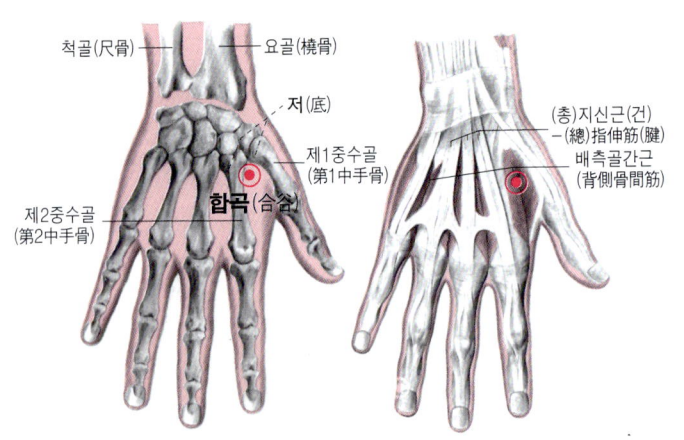

합곡 ┃ 손등에서 제1, 2중수골저 아랫쪽의 사이

관절/팔·다리·목 질환

상지마비 / 저림

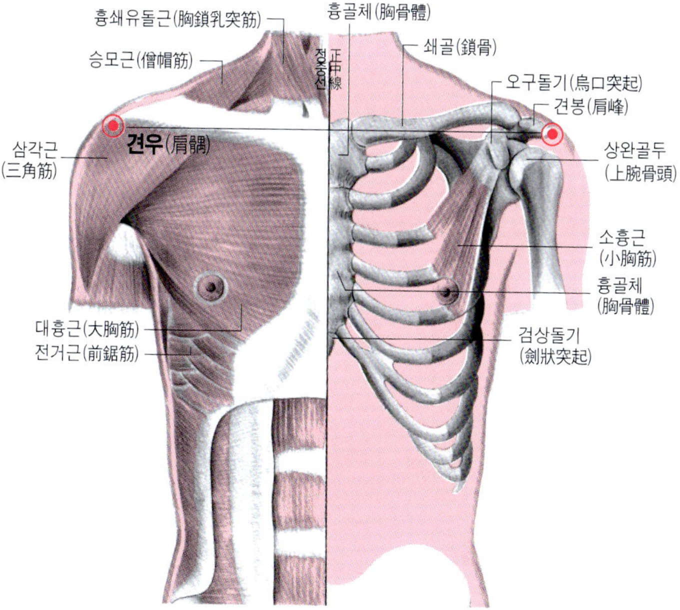

흉쇄유돌근(胸鎖乳突筋)
승모근(僧帽筋)
삼각근(三角筋)
견우(肩髃)
대흉근(大胸筋)
전거근(前鋸筋)
흉골체(胸骨體)
정중선 正中線
쇄골(鎖骨)
오구돌기(烏口突起)
견봉(肩峰)
상완골두(上腕骨頭)
소흉근(小胸筋)
흉골체(胸骨體)
검상돌기(劍狀突起)

견우 | 부돌과 결분의 중앙

관절/팔·다리·목 질환

사경증(목이 옆으로 기울어짐)

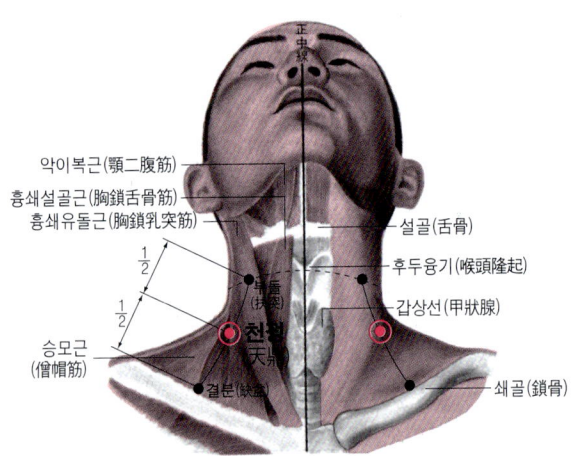

천정 | 부돌과 결분의 중앙

관절/팔·다리·목 질환

발목관절통

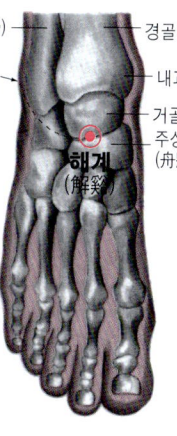
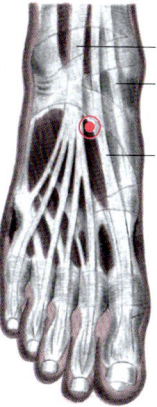

- 비골(腓骨)
- 외과정점(外果頂点)
- 경골(脛骨)
- 내과(內果)
- 거골(距骨)
- 주상골(舟狀骨)
- **해계**(解谿)
- 장지신근-건(長指伸筋-腱)
- 전경골근-건(前脛骨筋-腱)
- 장모지신근-건(長母指伸筋-腱)

해계 ｜ 발등의 바깥 복사뼈 정점의 높이에서 엄지발가락 신근건(장모지신근건)의 바깥쪽

관절/팔·다리·목 질환

무릎관절통

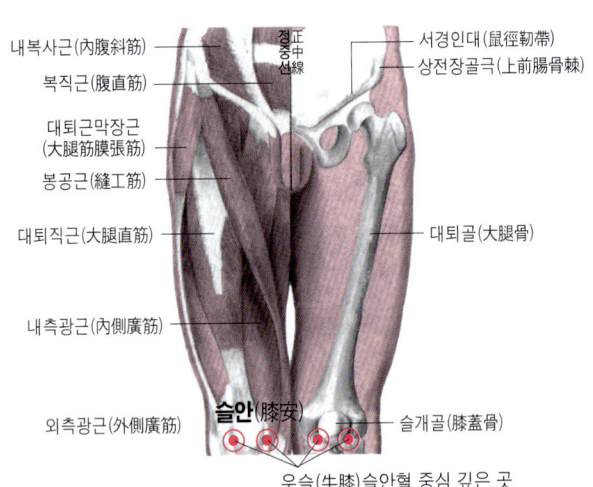

슬안 | 슬개골 하단의 대각선 양단

관절/팔·다리·목 질환

목 / 어깨 근막염

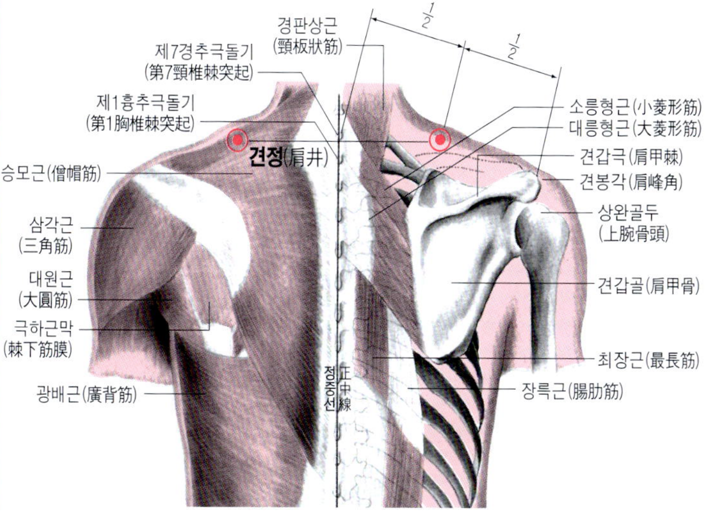

경판상근(頸板狀筋)
제7경추극돌기(第7頸椎棘突起)
제1흉추극돌기(第1胸椎棘突起)
견정(肩井)
소릉형근(小菱形筋)
대릉형근(大菱形筋)
승모근(僧帽筋)
견갑극(肩甲棘)
견봉각(肩峰角)
삼각근(三角筋)
상완골두(上腕骨頭)
대원근(大圓筋)
견갑골(肩甲骨)
극하근막(棘下筋膜)
최장근(最長筋)
광배근(廣背筋)
장륵근(腸肋筋)
정중선(正中線)

견정 | 제7경추극돌기와 견봉각의 중앙

관절/팔·다리·목 질환

류마티즘

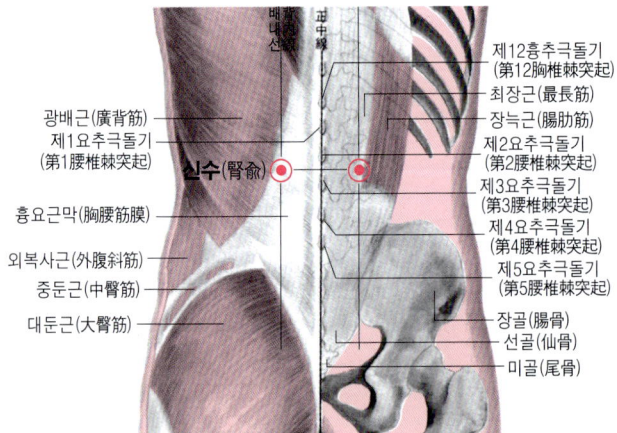

신수 | 배내선상에서 제2, 3요추극돌기의 사이

관절/팔·다리·목 질환

류마티스관절염

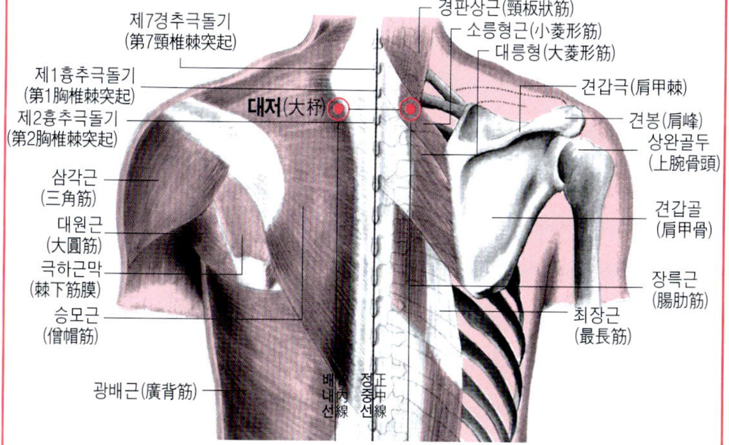

제7경추극돌기 (第7頸椎棘突起)
제1흉추극돌기 (第1胸椎棘突起)
제2흉추극돌기 (第2胸椎棘突起)
삼각근 (三角筋)
대원근 (大圓筋)
극하근막 (棘下筋膜)
승모근 (僧帽筋)
광배근 (廣背筋)

경판상근 (頸板狀筋)
소릉형근 (小菱形筋)
대릉형 (大菱形筋)
견갑극 (肩甲棘)
견봉 (肩峰)
상완골두 (上腕骨頭)
견갑골 (肩甲骨)
장륵근 (腸肋筋)
최장근 (最長筋)

대저(大杼)

배내선 정중선

대저 ┃ 배내선상에서 제1, 2흉추극돌기 사이의 높이

관절/팔·다리·목 질환

낙침 / 목결림

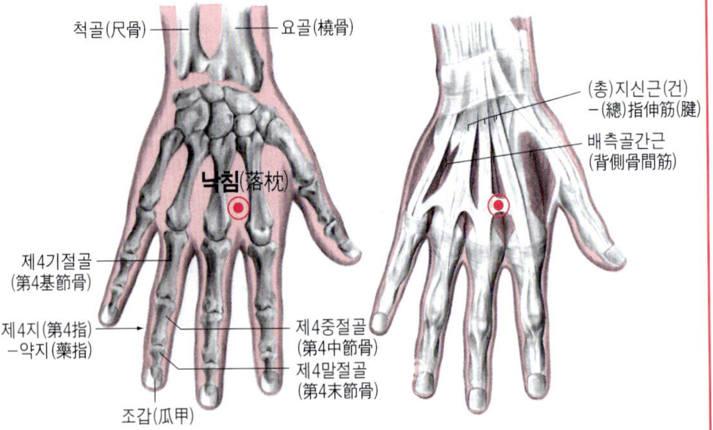

- 척골(尺骨)
- 요골(橈骨)
- (총)지신근(건) －(總)指伸筋(腱)
- 배측골간근(背側骨間筋)
- **낙침**(落枕)
- 제4기절골(第4基節骨)
- 제4지(第4指) －약지(藥指)
- 제4중절골(第4中節骨)
- 제4말절골(第4末節骨)
- 조갑(瓜甲)

낙침 | 손등쪽 2, 3중수골저의 사이에서 후방 0.5촌

관절/팔·다리·목 질환

관절질환 – 지부

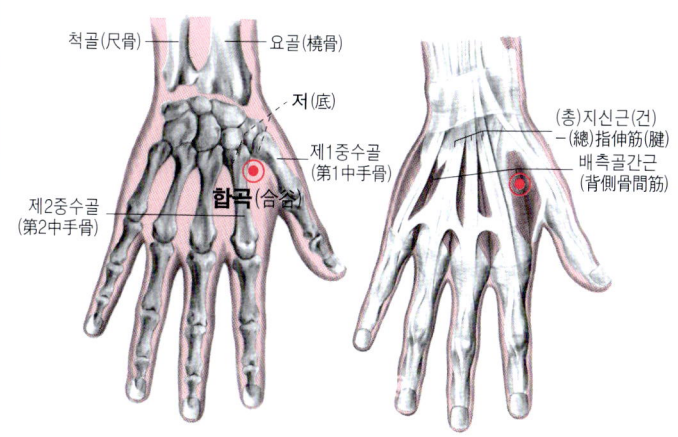

합곡 ┃ 손등에서 제1, 2중수골저 아랫쪽의 사이

관절/팔·다리·목 질환

관절질환 – 주부(팔꿈치)

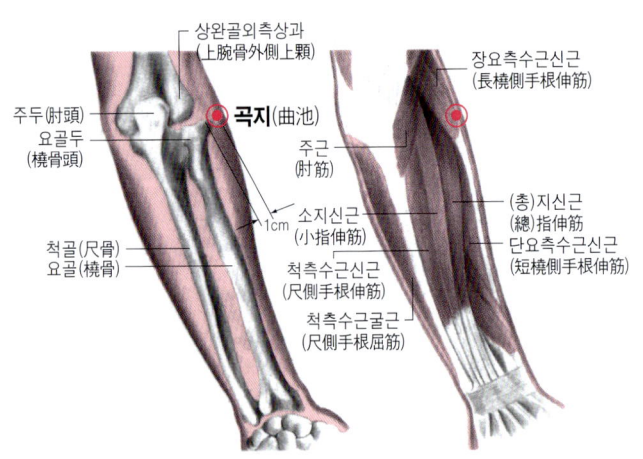

곡지 ㅣ 요골두 바깥 위쪽으로 부터 팔꿈치 안주름에 따라 내방 1cm (팔꿈치를 굽힐 나타나는 주름 끝)

관절/팔·다리·목 질환

관절질환 – 완부(손목)

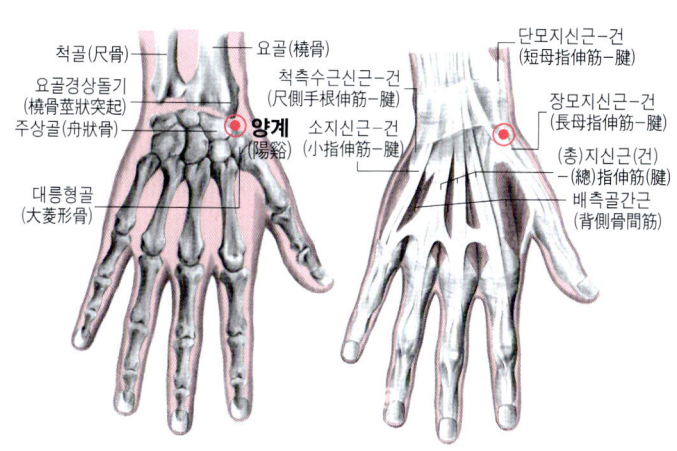

양계 ㅣ 수관절의 길게 뻗은 단모지신근건의 패인 곳 중심 (해부적 담배혈)

관절질환 - 아래턱

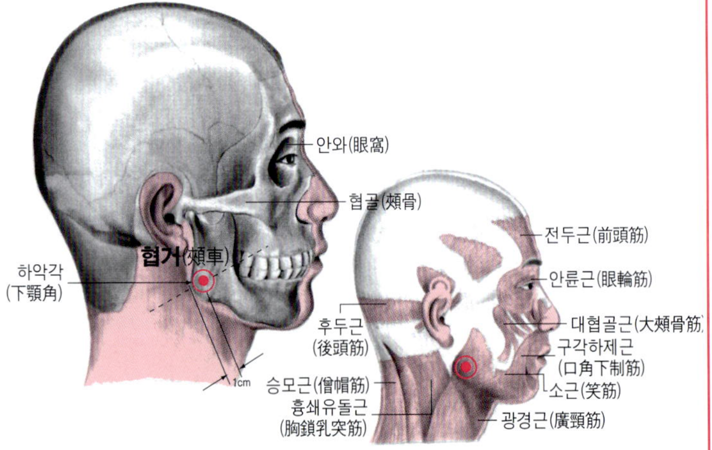

- 안와(眼窩)
- 협골(頰骨)
- 하악각(下顎角)
- 협거(頰車)
- 후두근(後頭筋)
- 승모근(僧帽筋)
- 흉쇄유돌근(胸鎖乳突筋)
- 전두근(前頭筋)
- 안륜근(眼輪筋)
- 대협골근(大頰骨筋)
- 구각하제근(口角下制筋)
- 소근(笑筋)
- 광경근(廣頸筋)

협거 | 아래턱 모서리의 앞 상방 1cm

관절/팔·다리·목 질환

관절질환 – 목부

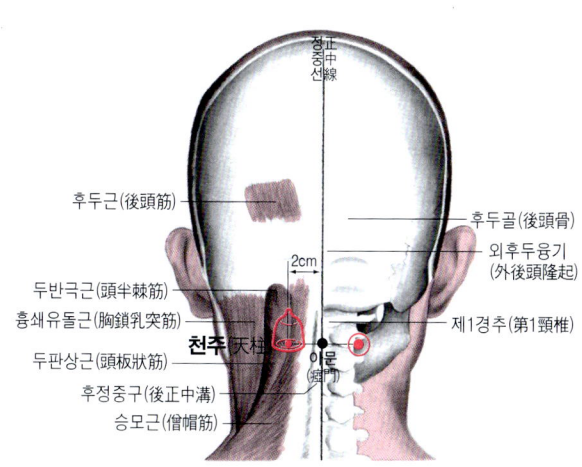

- 후두근(後頭筋)
- 후두골(後頭骨)
- 외후두융기(外後頭隆起)
- 두반극근(頭半棘筋)
- 흉쇄유돌근(胸鎖乳突筋)
- 두판상근(頭板狀筋)
- 후정중구(後正中溝)
- 승모근(僧帽筋)
- 천주(天柱)
- 아문(瘂門)
- 제1경추(第1頸椎)
- 2cm
- 정중선(正中線)

천주 | 아문의 높이에서, 외방 2cm의 증폭근팽융부 정점 바깥쪽

관절/팔·다리·목 질환

관절질환 – 둔부(엉덩이뼈)

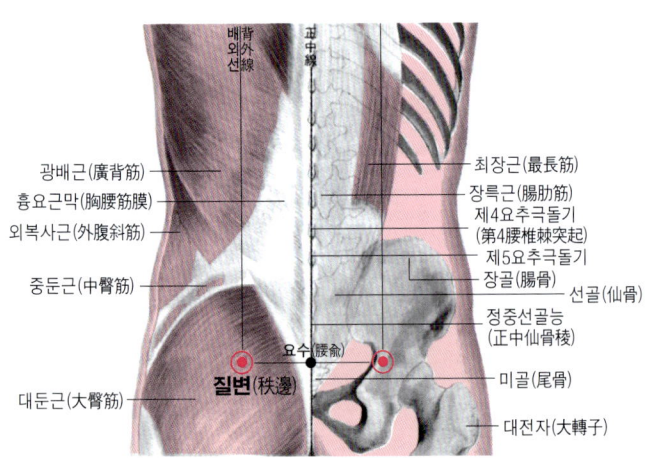

- 광배근(廣背筋)
- 흉요근막(胸腰筋膜)
- 외복사근(外腹斜筋)
- 중둔근(中臀筋)
- 요수(腰兪)
- **질변**(秩邊)
- 대둔근(大臀筋)
- 배외선(背外線)
- 정중선(正中線)
- 최장근(最長筋)
- 장륵근(腸肋筋)
- 제4요추극돌기(第4腰椎棘突起)
- 제5요추극돌기
- 장골(腸骨)
- 선골(仙骨)
- 정중선골능(正中仙骨稜)
- 미골(尾骨)
- 대전자(大轉子)

질변 ┃ 배외선상에서 요수의 높이

관절/팔·다리·목 질환

관절질환 - 근부(발뒤꿈치)

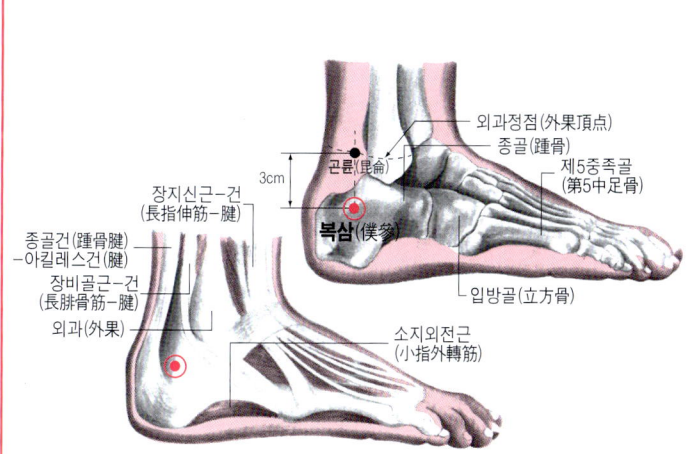

복삼 Ⅰ 곤륜의 바로 아래 3cm

관절/팔·다리·목 질환

골프 전/후

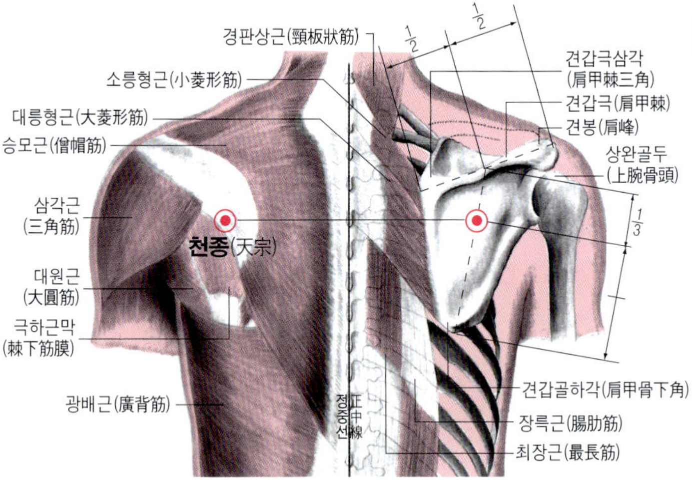

- 경판상근(頸板狀筋)
- 소릉형근(小菱形筋)
- 대릉형근(大菱形筋)
- 승모근(僧帽筋)
- 삼각근(三角筋)
- **천종**(天宗)
- 대원근(大圓筋)
- 극하근막(棘下筋膜)
- 광배근(廣背筋)
- 정중선(正中線)
- 견갑극삼각(肩甲棘三角)
- 견갑극(肩甲棘)
- 견봉(肩峰)
- 상완골두(上腕骨頭)
- 견갑골하각(肩甲骨下角)
- 장륵근(腸肋筋)
- 최장근(最長筋)

천종 | 견갑골삼각의 안쪽과 견봉의 중점을 정하여, 그 중점과 견갑골 하각의 사이에서 상방으로부터 1/3

관절/팔·다리·목 질환

경추질환

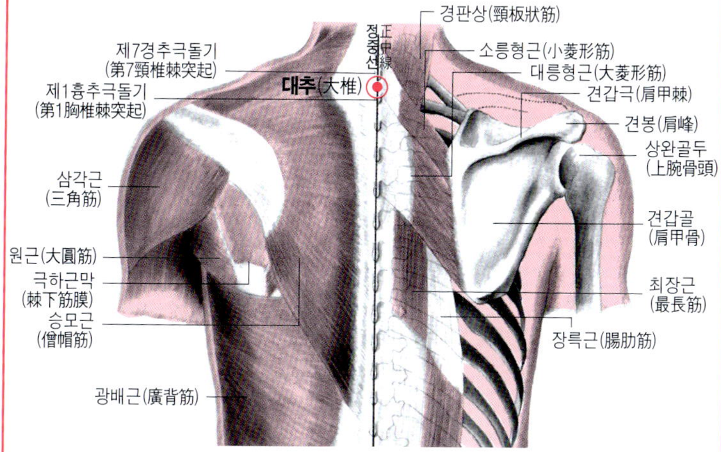

제7경추극돌기(第7頸椎棘突起)
제1흉추극돌기(第1胸椎棘突起)
대추(大椎)
정중선(正中線)
경판상(頸板狀筋)
소릉형근(小菱形筋)
대릉형근(大菱形筋)
견갑극(肩甲棘)
견봉(肩峰)
상완골두(上腕骨頭)
삼각근(三角筋)
원근(大圓筋)
극하근막(棘下筋膜)
승모근(僧帽筋)
견갑골(肩甲骨)
최장근(最長筋)
장륵근(腸肋筋)
광배근(廣背筋)

대추 | 제7경추극돌기와 제1흉추극돌기의 사이

관절/팔·다리·목 질환

경련(팔, 다리)

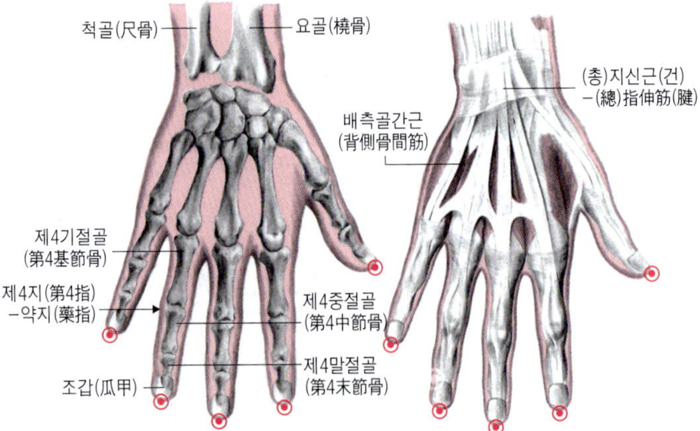

- 척골(尺骨)
- 요골(橈骨)
- (총)지신근(건)－(總)指伸筋(腱)
- 배측골간근(背側骨間筋)
- 제4기절골(第4基節骨)
- 제4지(第4指)－약지(藥指)
- 제4중절골(第4中節骨)
- 제4말절골(第4末節骨)
- 조갑(瓜甲)
- **십선**(十宣)

십선 | 열손가락 끝

관절/팔·다리·목 질환

견관절 주위염 / 오십견

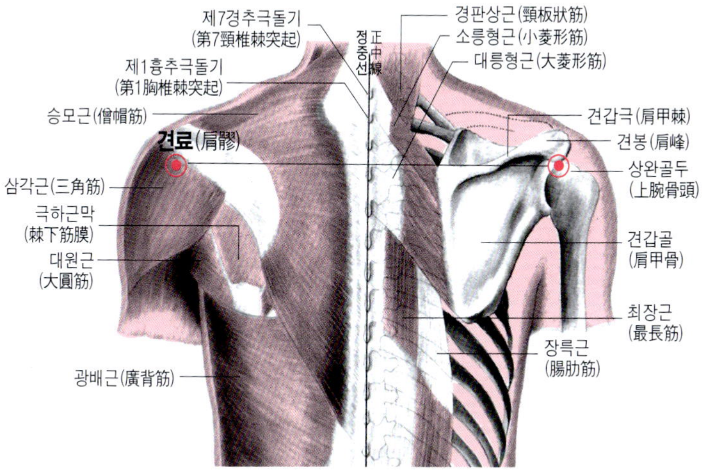

- 제7경추극돌기 (第7頸椎棘突起)
- 제1흉추극돌기 (第1胸椎棘突起)
- 정중선 (正中線)
- 승모근 (僧帽筋)
- **견료**(肩髎)
- 삼각근 (三角筋)
- 극하근막 (棘下筋膜)
- 대원근 (大圓筋)
- 광배근 (廣背筋)
- 경판상근 (頸板狀筋)
- 소릉형근 (小菱形筋)
- 대릉형근 (大菱形筋)
- 견갑극 (肩甲棘)
- 견봉 (肩峰)
- 상완골두 (上腕骨頭)
- 견갑골 (肩甲骨)
- 최장근 (最長筋)
- 장륵근 (腸肋筋)

견료 | 견봉의 바깥 끝 뒷쪽의 바로 아래

관절/팔·다리·목 질환

강직성척추염 / 척추골반염증

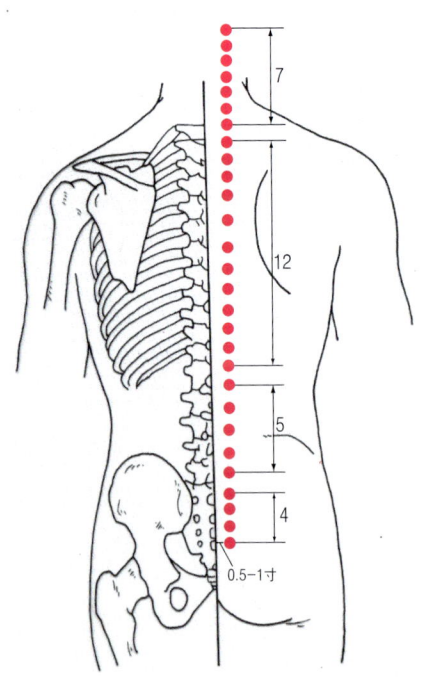

화타협척 | 제1경추극돌기 부터 제5요추극돌기 까지 제2, 4 극돌기의 양 옆

구강 질환

풍치, 치루농루

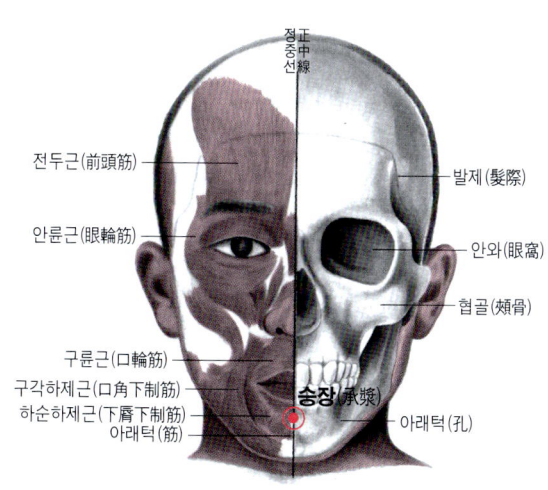

승장 | 정중선상에서 아랫입술 바로 아래

구강 질환

치통

- 안와(眼窩)
- 협골(頰骨)
- **협거(頰車)**
- 하악각(下顎角)
- 후두근(後頭筋)
- 승모근(僧帽筋)
- 흉쇄유돌근(胸鎖乳突筋)
- 전두근(前頭筋)
- 안륜근(眼輪筋)
- 대협골근(大頰骨筋)
- 구각하제근(口角下制筋)
- 소근(笑筋)
- 광경근(廣頸筋)

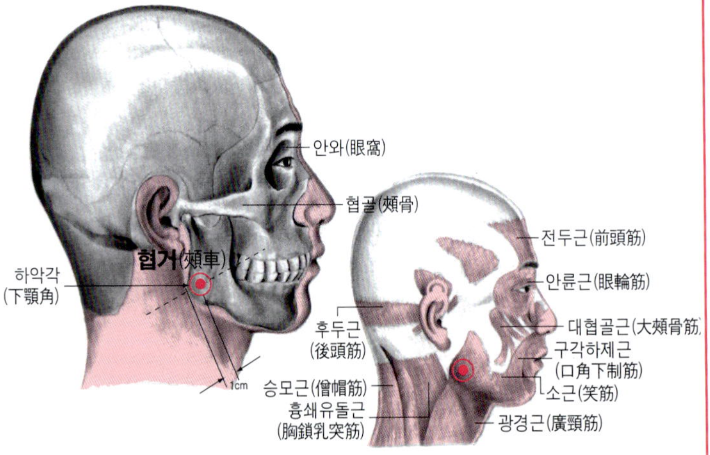

협거 | 아래턱 모서리의 앞 상방 1cm

구강 질환

치은출혈(잇몸출혈)

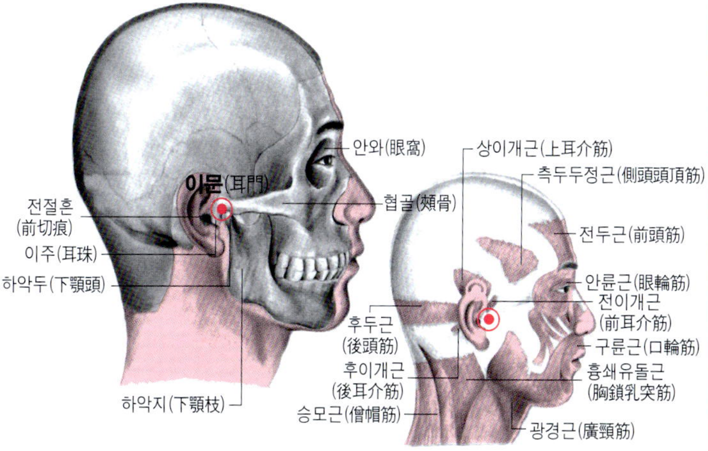

해부도 설명:
- 안와(眼窩)
- 이문(耳門)
- 전절흔(前切痕)
- 이주(耳珠)
- 하악두(下顎頭)
- 협골(頰骨)
- 후두근(後頭筋)
- 후이개근(後耳介筋)
- 하악지(下顎枝)
- 승모근(僧帽筋)
- 상이개근(上耳介筋)
- 측두두정근(側頭頭頂筋)
- 전두근(前頭筋)
- 안륜근(眼輪筋)
- 전이개근(前耳介筋)
- 구륜근(口輪筋)
- 흉쇄유돌근(胸鎖乳突筋)
- 광경근(廣頸筋)

이문 ｜ 귀의 전절흔 바로 앞

구강 질환

구취(입냄새)

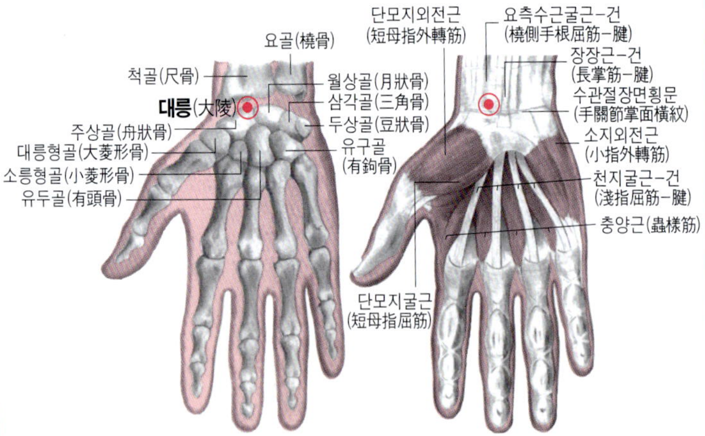

요골(橈骨)
척골(尺骨)
대릉(大陵)
주상골(舟狀骨)
대릉형골(大菱形骨)
소릉형골(小菱形骨)
유두골(有頭骨)
단모지외전근(短母指外轉筋)
월상골(月狀骨)
삼각골(三角骨)
두상골(豆狀骨)
유구골(有鉤骨)
단모지굴근(短母指屈筋)
요측수근굴근-건(橈側手根屈筋-腱)
장장근-건(長掌筋-腱)
수관절장면횡문(手關節掌面橫紋)
소지외전근(小指外轉筋)
천지굴근-건(淺指屈筋-腱)
충양근(蟲樣筋)

대릉 | 수관절 손바닥 주름에서 엄지측 수근굴근건과 장장근건의 사이

구강 질환

구강내염

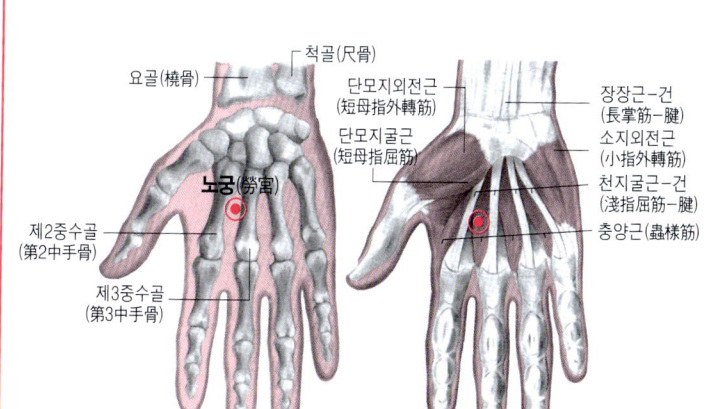

노궁 | 손바닥에서 제2, 3중수골 사이의 중앙

안 질환

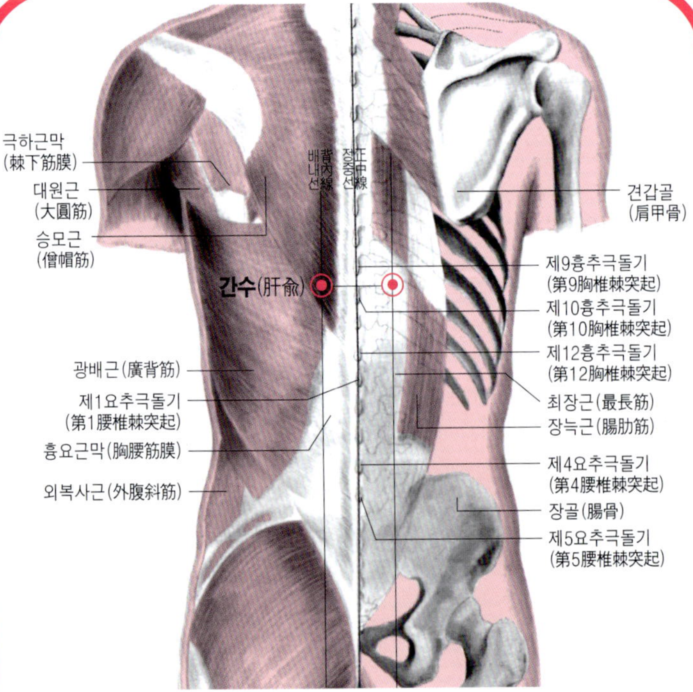

안질환

- 극하근막 (棘下筋膜)
- 대원근 (大圓筋)
- 승모근 (僧帽筋)
- **간수(肝兪)**
- 광배근 (廣背筋)
- 제1요추극돌기 (第1腰椎棘突起)
- 흉요근막 (胸腰筋膜)
- 외복사근 (外腹斜筋)

- 배내선 (背內線)
- 정중선 (正中線)

- 견갑골 (肩甲骨)
- 제9흉추극돌기 (第9胸椎棘突起)
- 제10흉추극돌기 (第10胸椎棘突起)
- 제12흉추극돌기 (第12胸椎棘突起)
- 최장근 (最長筋)
- 장늑근 (腸肋筋)
- 제4요추극돌기 (第4腰椎棘突起)
- 장골 (腸骨)
- 제5요추극돌기 (第5腰椎棘突起)

간수 ┃ 배내선상에서 제9, 10흉추극돌기의 사이

안 질환

색약증

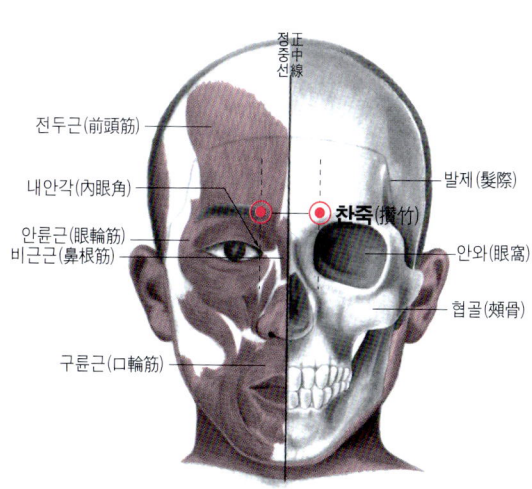

찬죽 | 눈썹 안쪽 끝. 눈썹 안쪽으로 0.1촌 들어간 함몰부

안 질환

미릉골통(눈썹 주위 뼈 통증)

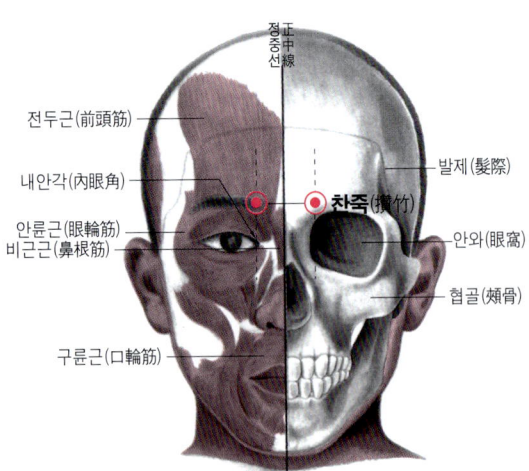

찬죽 ㅣ 눈썹 안쪽 끝. 눈썹 안쪽으로 0.1촌 들어간 함몰부

안 질환

망막염

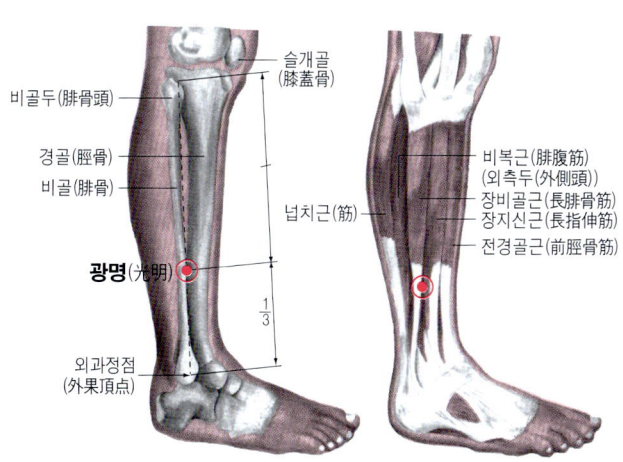

광명 | 비골두 윗쪽과 바깥 복사뼈 정점(외과정점)의 사이에서, 바깥 복사뼈 정점으로부터 1/3(상방 5촌)

안 질환

눈 피로

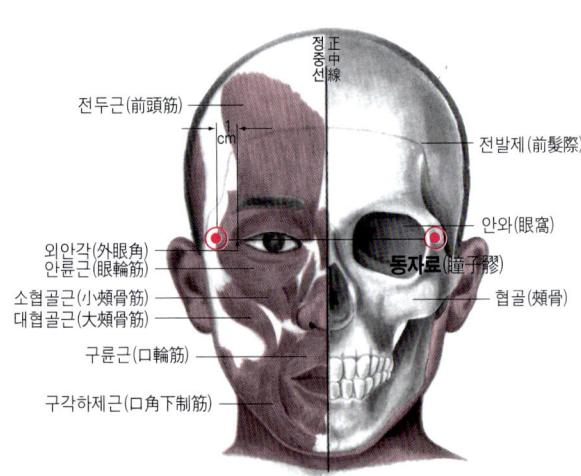

동자료 | 눈 바깥쪽의 외측 1cm

안 질환

난시

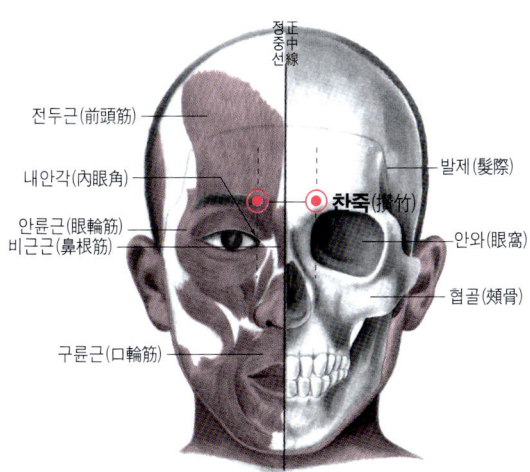

찬죽 | 눈썹 안쪽 끝. 눈썹 안쪽으로 0.1촌 들어간 함몰부

안 질환

각막염

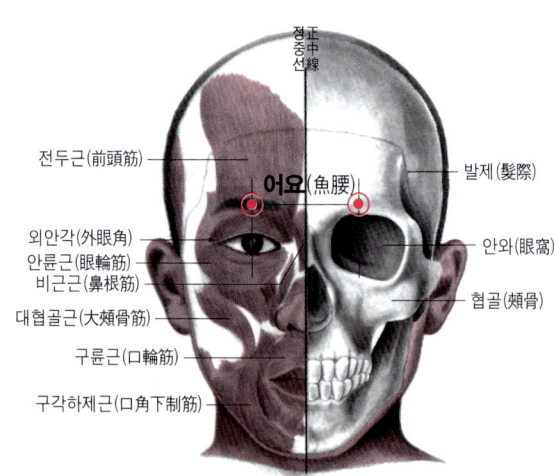

어요 | 풍부와 완골의 사이에서 완골로부터 1/3

이·비·인후 질환

후두염

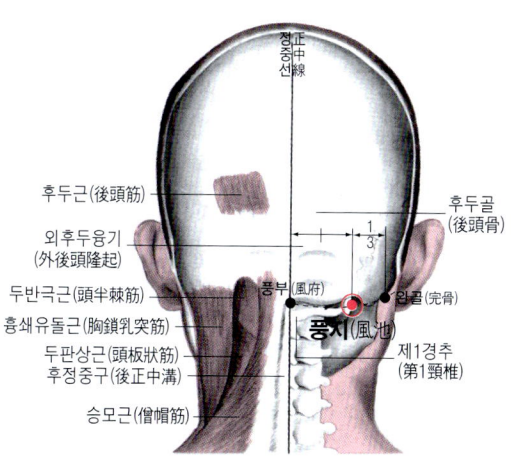

풍지 | 풍부와 완골의 사이에서 완골로부터 1/3

이·비·인후 질환

편도선염 – 급성

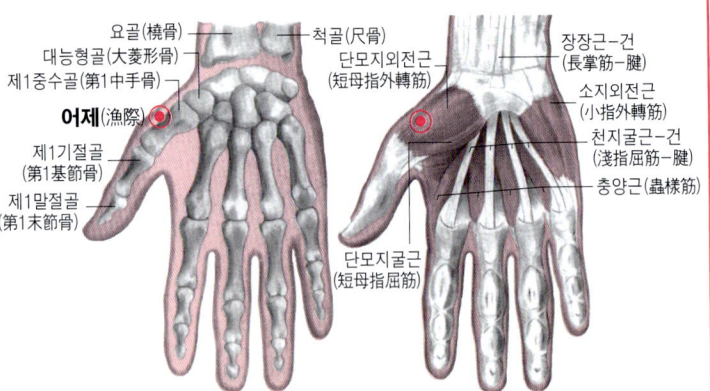

어제 ┃ 제1중수골의 중앙에서 손바닥 엄지측

이·비·인후 질환

코골음 / 무호흡

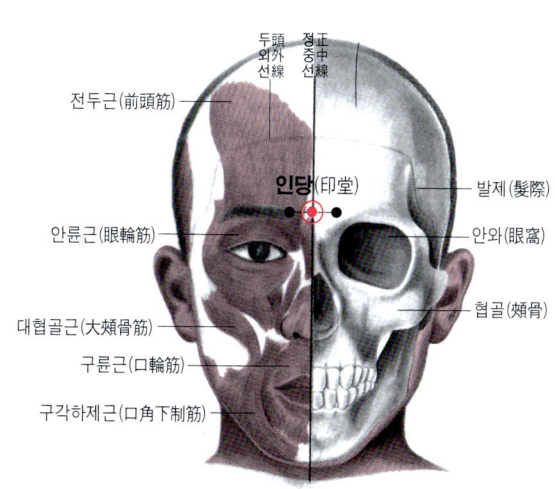

인당 | 양 눈썹 안쪽 끝의 중앙

이·비·인후 질환

중이염 – 급성농루

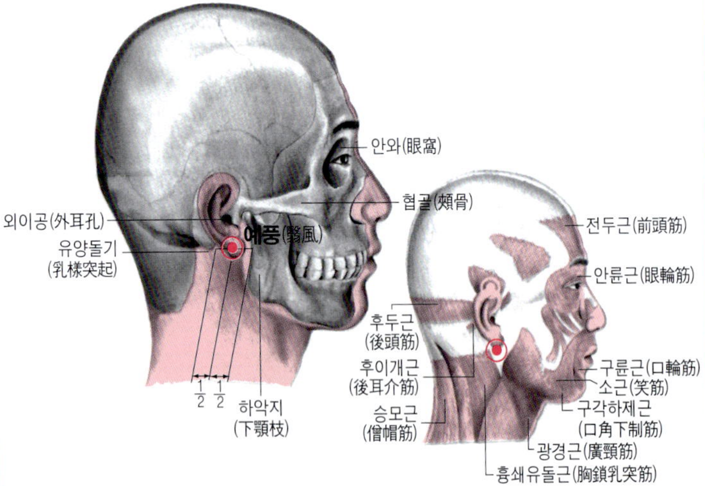

예풍 | 측두골유양돌기 앞끝과 하악지의 중앙

이·비·인후 질환

인후염

- 경판상(頸板狀筋)
- 제7경추극돌기(第7頸椎棘突起)
- 제1흉추극돌기(第1胸椎棘突起)
- 정중선(正中線)
- 대추(大椎)
- 소릉형근(小菱形筋)
- 대릉형근(大菱形筋)
- 견갑극(肩甲棘)
- 견봉(肩峰)
- 상완골두(上腕骨頭)
- 삼각근(三角筋)
- 견갑골(肩甲骨)
- 원근(大圓筋)
- 극하근막(棘下筋膜)
- 승모근(僧帽筋)
- 최장근(最長筋)
- 장륵근(腸肋筋)
- 광배근(廣背筋)

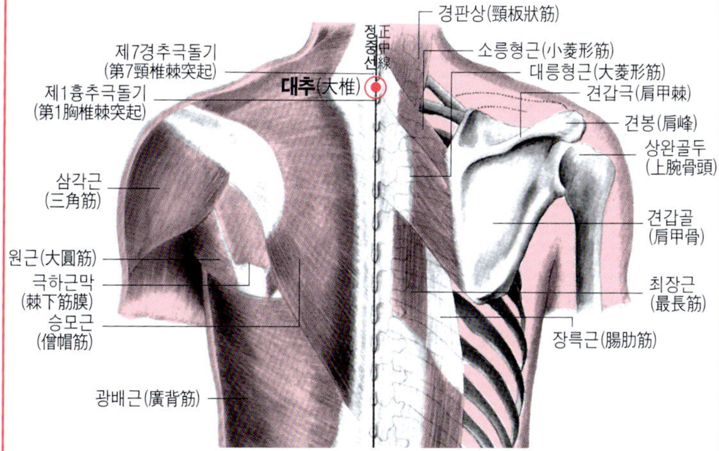

대추 | 제7경추극돌기와 제1흉추극돌기의 사이

이·비·인후 질환

이명(귀에서 소리가 남)

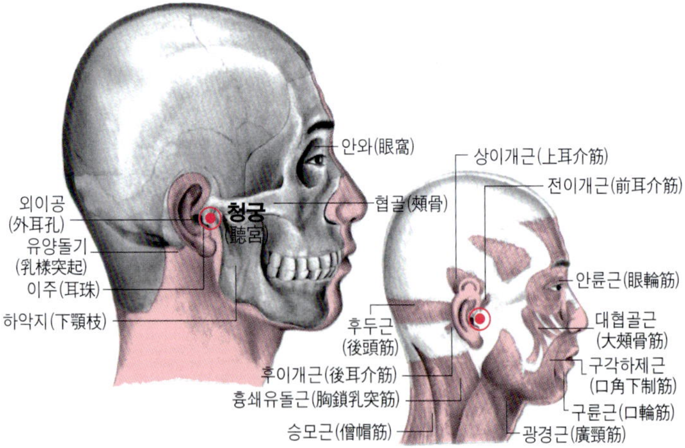

- 외이공(外耳孔)
- 유양돌기(乳樣突起)
- 이주(耳珠)
- 하악지(下顎枝)
- 안와(眼窩)
- **청궁**(聽宮)
- 협골(頬骨)
- 후두근(後頭筋)
- 후이개근(後耳介筋)
- 흉쇄유돌근(胸鎖乳突筋)
- 승모근(僧帽筋)
- 상이개근(上耳介筋)
- 전이개근(前耳介筋)
- 안륜근(眼輪筋)
- 대협골근(大頬骨筋)
- 구각하제근(口角下制筋)
- 구륜근(口輪筋)
- 광경근(廣頸筋)

청궁 ㅣ 귀 중앙 이주의 바로 앞

이·비·인후 질환

비염 / 비연

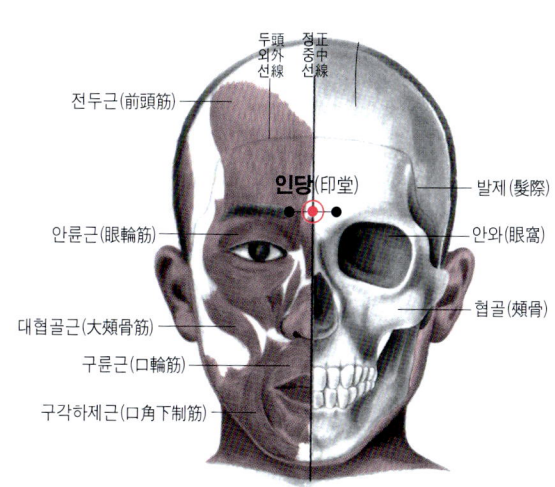

인당 | 양 눈썹 안쪽 끝의 중앙

이·비·인후 질환
부비강염 / 축농증

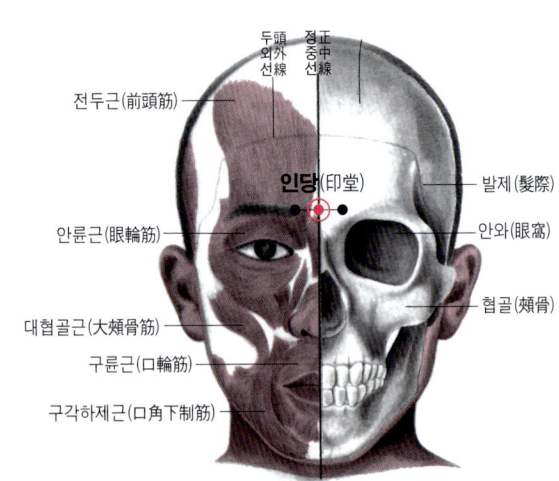

인당 | 양 눈썹 안쪽 끝의 중앙

이·비·인후 질환

목쉼

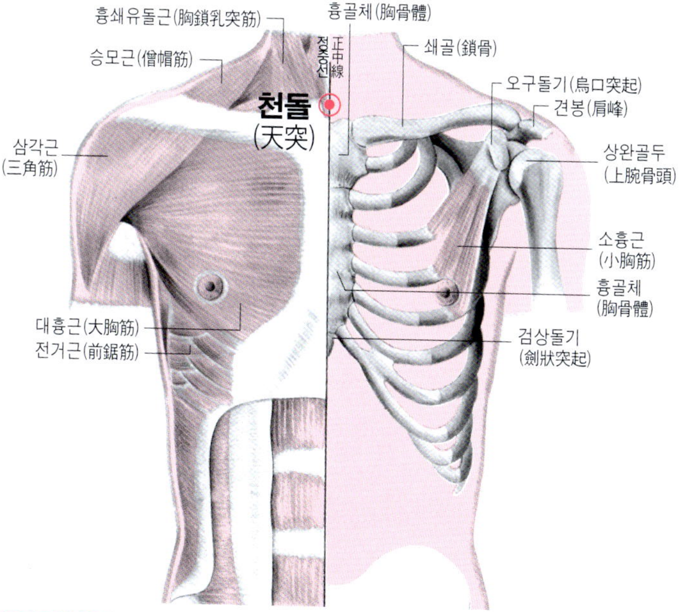

흉쇄유돌근(胸鎖乳突筋)　흉골체(胸骨體)
승모근(僧帽筋)　正中線　쇄골(鎖骨)
　　　　　　　정중선　　오구돌기(烏口突起)
천돌　　　　　　　　견봉(肩峰)
(天突)
삼각근　　　　　　　　상완골두
(三角筋)　　　　　　　(上腕骨頭)

　　　　　　　　　　　소흉근
　　　　　　　　　　　(小胸筋)
　　　　　　　　　　　흉골체
대흉근(大胸筋)　　　　(胸骨體)
전거근(前鋸筋)　　　　검상돌기
　　　　　　　　　　　(劍狀突起)

천돌 ｜ 정중선상에서 경와의 중앙

이·비·인후 질환

건초열(꽃가루 알러지), 재채기

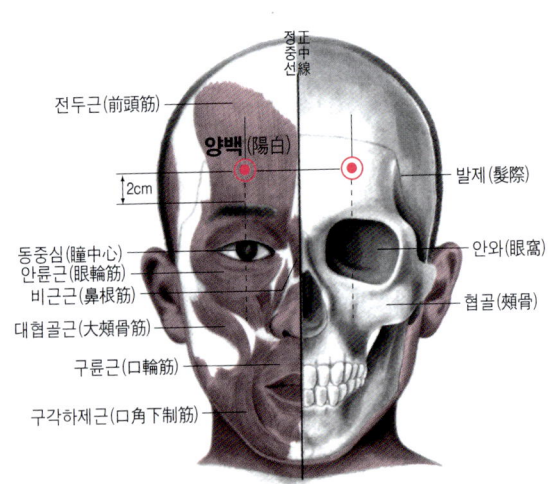

양백 ㅣ 동공의 바로 위에서, 눈썹의 상방 2cm

방광/비뇨기 질환

항문소양증

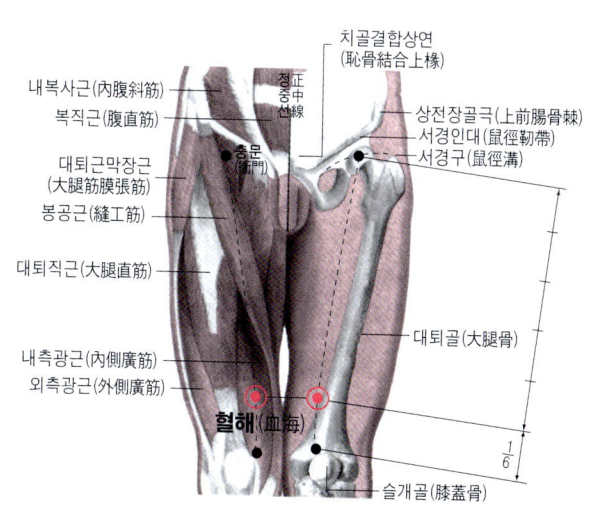

혈해 | 충문과 슬개골 위-안쪽의 사이에서 아래로 부터 1/6

방광/비뇨기 질환

조루 / 조설

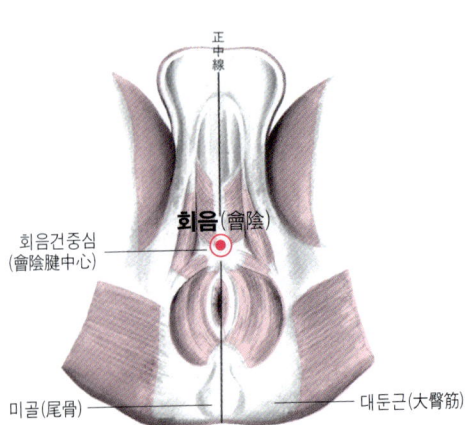

회음 | 회음건 중심의 뒤쪽

방광/비뇨기 질환

정력증강

외복사근(外腹斜筋)
내복사근(內腹斜筋)
복직근(腹直筋)

정중선 正中線
제(臍)
신궐(神闕)

관원(關元)
곡골(曲骨)

2/5

상전장골극(上前腸骨棘)
서경인대(鼠徑靭帶)
서경구(鼠徑溝)

치골결합(恥骨結合)
대퇴근막장근(大腿筋膜張筋)
대퇴직근(大腿直筋)
봉공근(縫工筋)

대퇴골(大腿骨)

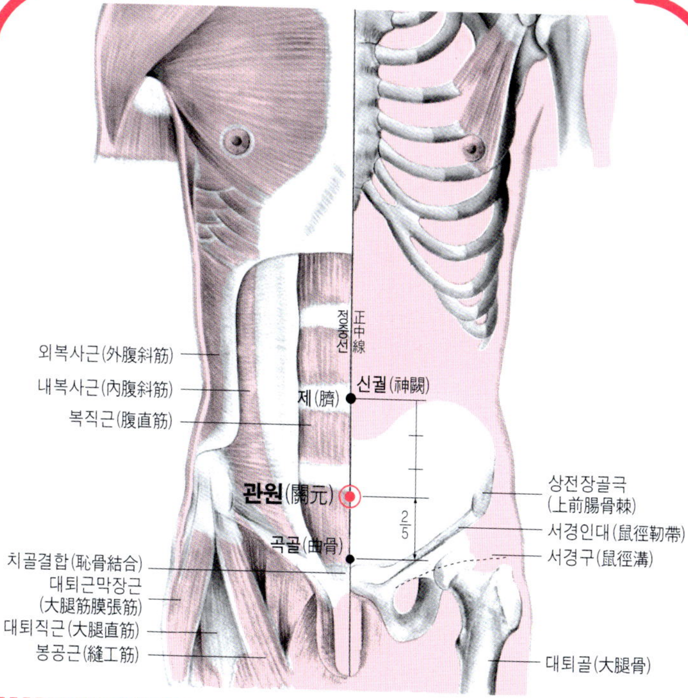

관원 ┃ 정중선상에서, 신궐(배꼽의중심)과 곡골의 사이에 곡골로부터 2/5

방광/비뇨기 질환

정력감퇴 / 생식기능감퇴증

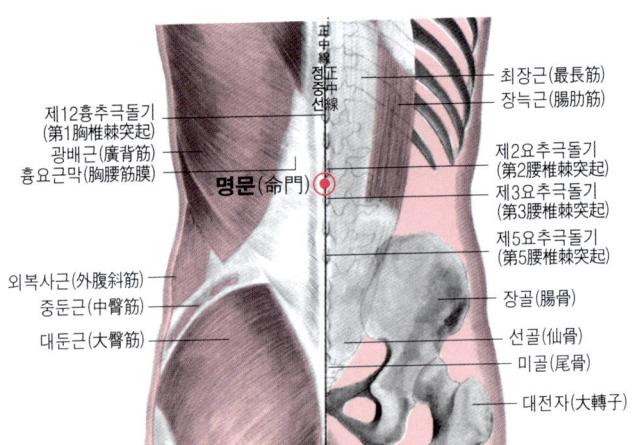

명문 ㅣ 정중선상에서 제2, 3요추극돌기 사이

방광/비뇨기 질환

전립선염(전립선 비대증)

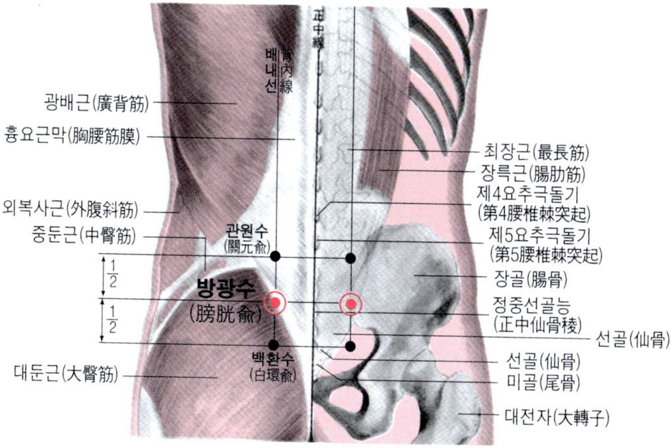

광배근(廣背筋)
흉요근막(胸腰筋膜)

외복사근(外腹斜筋)
중둔근(中臀筋)

배내선(正中線)

관원수(關元兪)

방광수(膀胱兪)

백환수(白環兪)

대둔근(大臀筋)

최장근(最長筋)
장륵근(腸肋筋)
제4요추극돌기(第4腰椎棘突起)
제5요추극돌기(第5腰椎棘突起)

장골(腸骨)

정중선골능(正中仙骨稜)

선골(仙骨)
선골(仙骨)
미골(尾骨)

대전자(大轉子)

방광수 | 배내선상에서 관원유와 백환유의 중앙

방광/비뇨기 질환

요실금

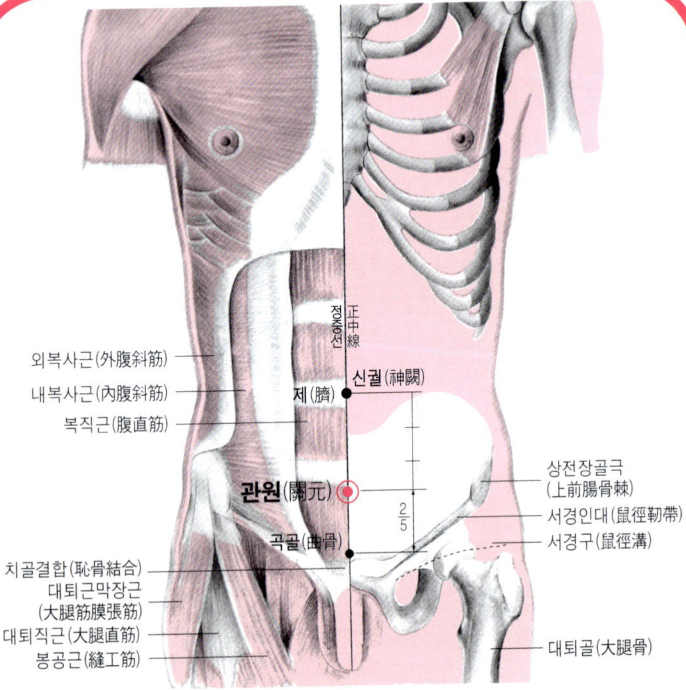

외복사근(外腹斜筋)
내복사근(內腹斜筋)
복직근(腹直筋)

정중선(正中線)
제(臍)
신궐(神闕)
관원(關元)
곡골(曲骨)

상전장골극(上前腸骨棘)
서경인대(鼠徑靭帶)
서경구(鼠徑溝)

치골결합(恥骨結合)
대퇴근막장근(大腿筋膜張筋)
대퇴직근(大腿直筋)
봉공근(縫工筋)

대퇴골(大腿骨)

2/5

관원 ㅣ 정중선상에서, 신궐(배꼽의중심)과 곡골의 사이에 곡골로부터 2/5

방광/비뇨기 질환

요로감염

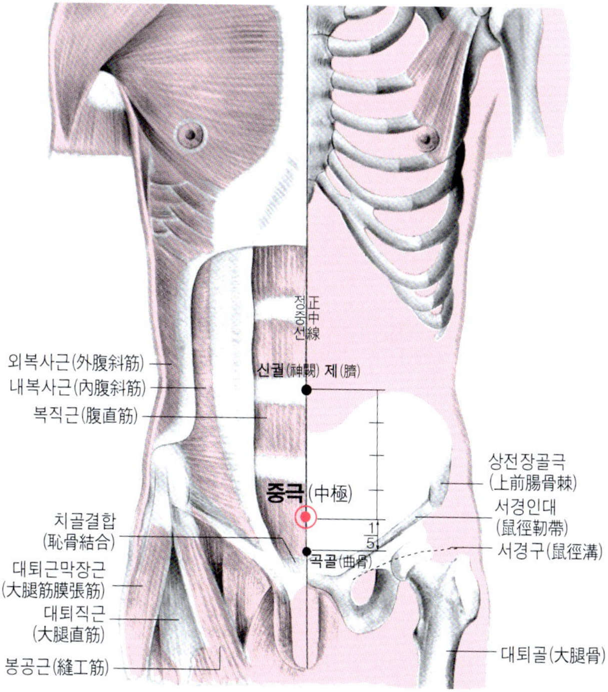

- 외복사근(外腹斜筋)
- 내복사근(內腹斜筋)
- 복직근(腹直筋)
- 정중선(正中線)
- 신궐(神闕) 제(臍)
- 중극(中極)
- 치골결합(恥骨結合)
- 곡골(曲骨)
- 대퇴근막장근(大腿筋膜張筋)
- 대퇴직근(大腿直筋)
- 봉공근(縫工筋)
- 상전장골극(上前腸骨棘)
- 서경인대(鼠徑靭帶)
- 서경구(鼠徑溝)
- 대퇴골(大腿骨)

중극 | 정중선상에서 배꼽과 곡골의 사이에 곡골로부터 1/5

방광/비뇨기 질환
양위(발기부전)

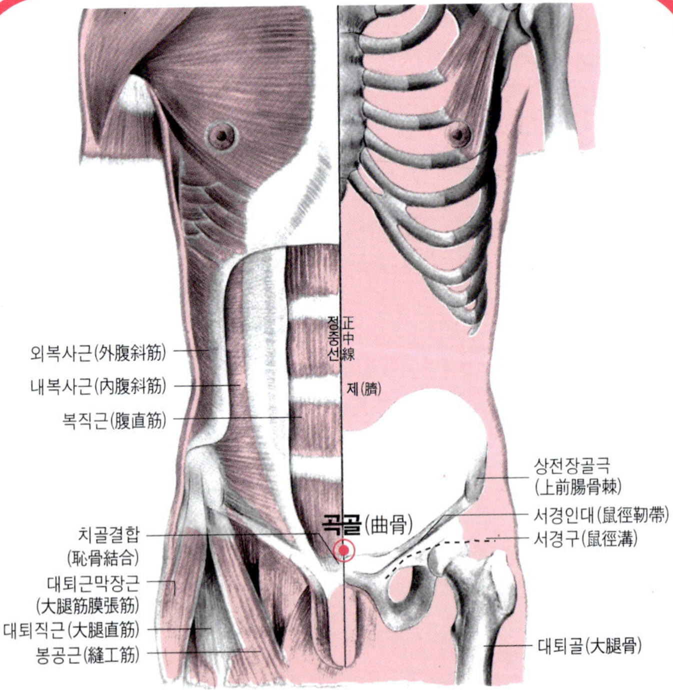

외복사근(外腹斜筋)
내복사근(內腹斜筋)
복직근(腹直筋)

정중선(正中線)
제(臍)

치골결합(恥骨結合)
대퇴근막장근(大腿筋膜張筋)
대퇴직근(大腿直筋)
봉공근(縫工筋)

곡골(曲骨)

상전장골극(上前腸骨棘)
서경인대(鼠徑靭帶)
서경구(鼠徑溝)

대퇴골(大腿骨)

곡골 | 정중선상에서 치골결합상연에 위치

방광/비뇨기 질환

방광염

- 슬관절열극(膝關節裂隙)
- 경골내측과(脛骨內側顆)
- 음릉천(陰陵泉)
- 경골(脛骨)
- 비골(腓骨)
- 비복근(腓腹筋) (내측두(內側頭))
- 경골(脛骨)
- 넙치근(筋)
- 삼음교(三陰交)
- 1cm
- 1/4
- 내과정점(內果頂点)
- 1cm
- 종골건(踵骨腱) -아킬레스건(腱)

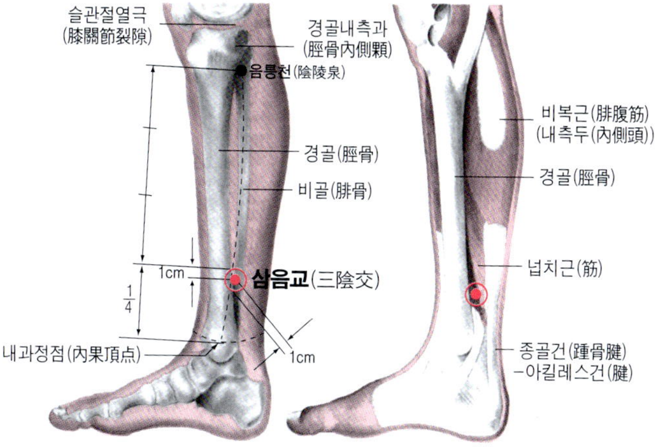

삼음교 | 음릉천과 안쪽 복사뼈의 사이에서 안쪽 복사뼈의 중심으로부터 1/4의 하방 1cm에서, 경골 뒷쪽의 후방 1cm

소장·대장/갑상선 질환

장염 – 급성

- 외복사근(外腹斜筋)
- 내복사근(內腹斜筋)
- 복직근(腹直筋)
- **기해(氣海)**
- 치골결합(恥骨結合)
- 대퇴근막장근(大腿筋膜張筋)
- 대퇴직근(大腿直筋)
- 봉공근(縫工筋)

- 제(臍)
- 음교(陰交)
- 석문(石門)

- 상전장골극(上前腸骨棘)
- 서경인대(鼠徑靭帶)
- 서경구(鼠徑溝)
- 대퇴골(大腿骨)

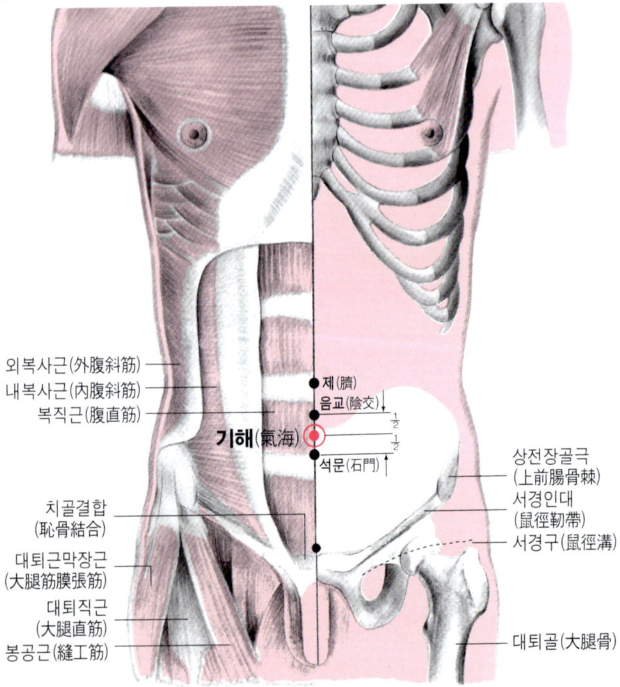

기해 ┃ 정중선상에서, 음교와 석문의 중앙

소장·대장/갑상선 질환

설사

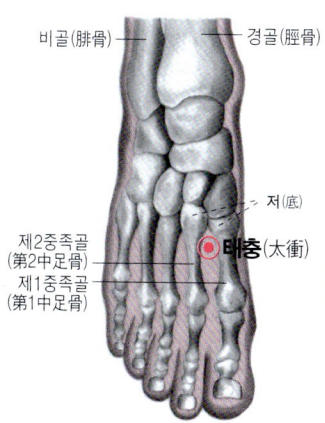
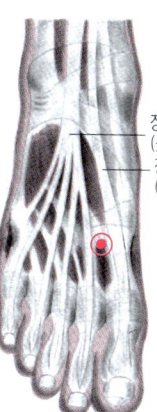

태충 | 발등의 제1, 2중족골저 앞쪽의 아래

소장·대장/갑상선 질환

변비

외복사근(外腹斜筋)
내복사근(內腹斜筋)
복직근(腹直筋)

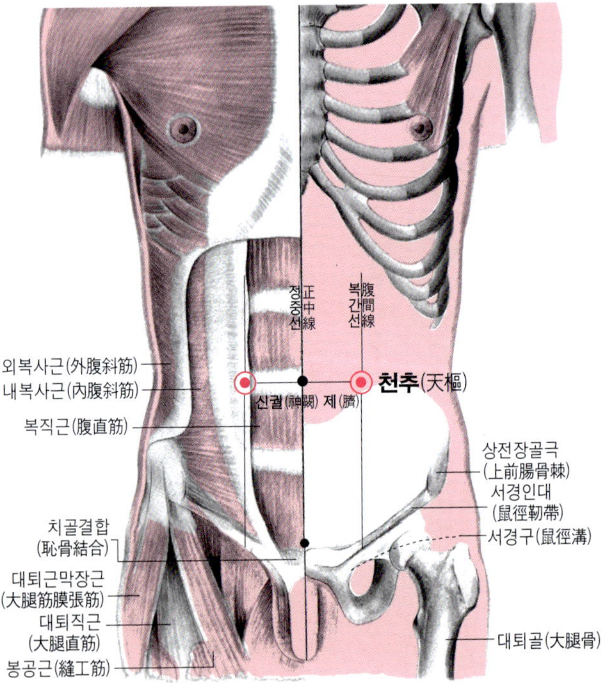

정중선(正中線)
복간선(腹間線)

신궐(神闕) 제(臍)   **천추**(天樞)

상전장골극(上前腸骨棘)
서경인대(鼠徑靭帶)
서경구(鼠徑溝)

치골결합(恥骨結合)
대퇴근막장근(大腿筋膜張筋)
대퇴직근(大腿直筋)
봉공근(縫工筋)

대퇴골(大腿骨)

천추 ㅣ 복간선상에서 신궐의 높이

소장·대장/갑상선 질환

과민성 대장증상

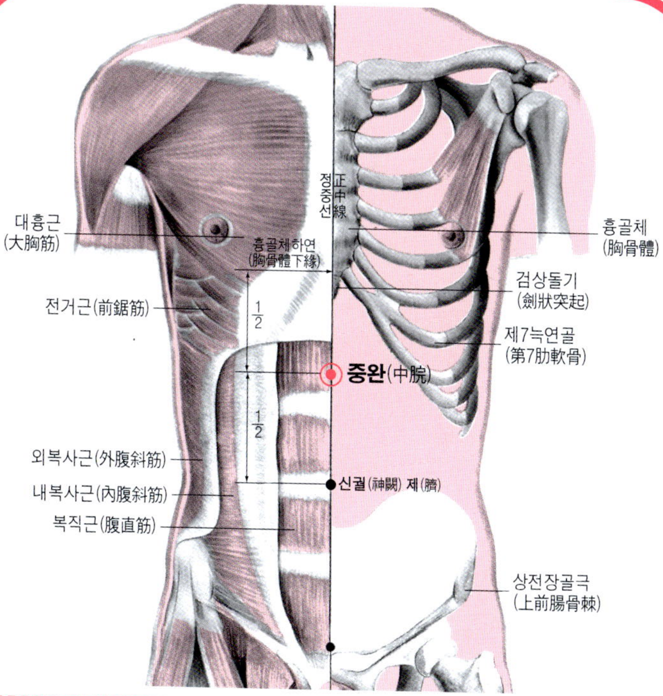

- 대흉근(大胸筋)
- 전거근(前鋸筋)
- 외복사근(外腹斜筋)
- 내복사근(內腹斜筋)
- 복직근(腹直筋)

정중선(正中線)
흉골체하연(胸骨體下緣)
1/2
1/2

● 중완(中脘)
● 신궐(神闕) 제(臍)

- 흉골체(胸骨體)
- 검상돌기(劍狀突起)
- 제7늑연골(第7肋軟骨)
- 상전장골극(上前腸骨棘)

중완 | 정중선상에서 흉골체하연(명치)과 배꼽의 중앙

소장·대장/갑상선 질환

갑상선종

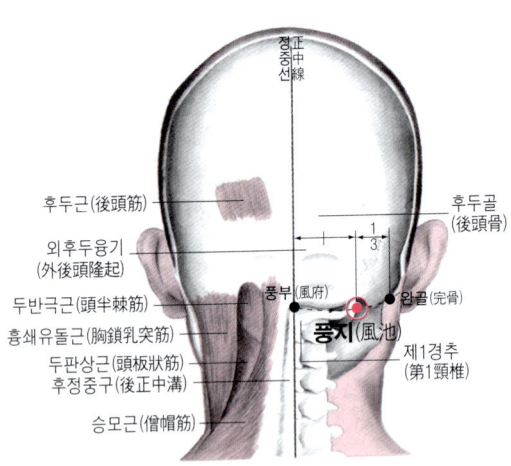

풍지 | 풍부와 완골의 사이에서 완골로부터 1/3

소장·대장/갑상선 질환

갑상선기능 - 감퇴증

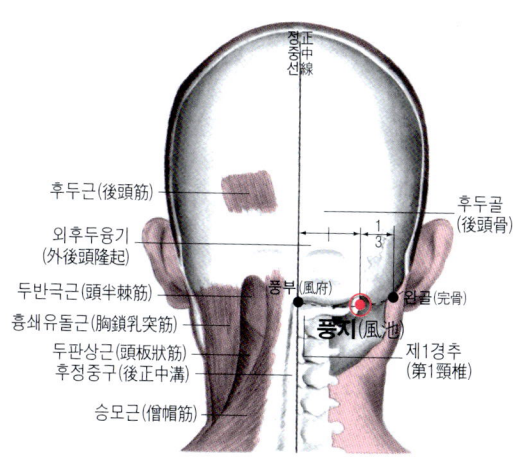

풍지 ㅣ 풍부와 완골의 사이에서 완골로부터 1/3

비장 질환

당뇨병

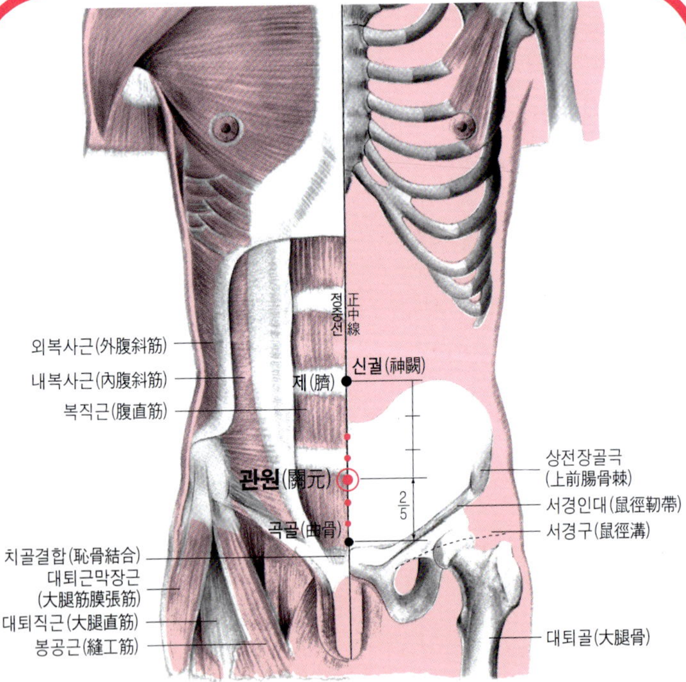

외복사근(外腹斜筋)
내복사근(內腹斜筋)
복직근(腹直筋)

정중선 正中線
제(臍)
신궐(神闕)

관원(關元)

곡골(曲骨)

상전장골극(上前腸骨棘)
서경인대(鼠徑靭帶)
서경구(鼠徑溝)

2/5

치골결합(恥骨結合)
대퇴근막장근(大腿筋膜張筋)
대퇴직근(大腿直筋)
봉공근(縫工筋)

대퇴골(大腿骨)

관원5혈 ▎ 정중선상에서, 신궐(배꼽의중심)과 곡골의 사이에 곡골로부터 2/5

신장 질환

신장염 – 만성

광배근(廣背筋)
흉요근막(胸腰筋膜)
배내선(背內線)
정중선(正中線)
외복사근(外腹斜筋)
중둔근(中臀筋)
관원수(關元兪)
방광수(膀胱兪)
백환수(白環兪)
대둔근(大臀筋)

최장근(最長筋)
장륵근(腸肋筋)
제4요추극돌기(第4腰椎棘突起)
제5요추극돌기(第5腰椎棘突起)
장골(腸骨)
정중선골능(正中仙骨稜)
선골(仙骨)
선골(仙骨)
미골(尾骨)
대전자(大轉子)

1/2
1/2

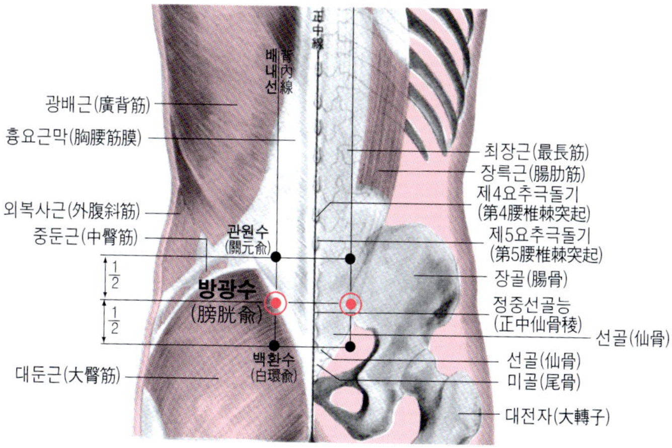

방광수 | 배내선상에서 관원유와 백환유의 중앙

신장 질환

신우염

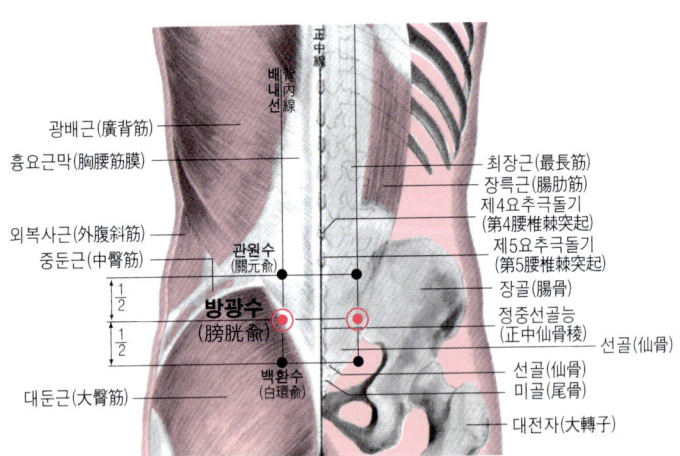

방광수 | 배내선상에서 관원유와 백환유의 중앙

간장/담 질환

황달

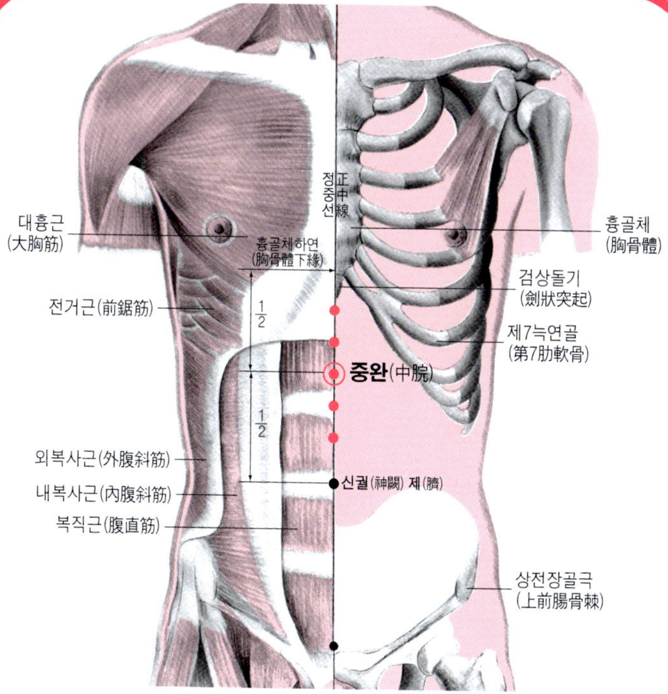

중완5혈 | 정중선상에서 흉골체하연(명치)과 배꼽의 중앙

간장/담 질환

간질환

제7경추극돌기 (第7頸椎棘突起)
제1흉추극돌기 (第1胸椎棘突起)
승모근 (僧帽筋)
삼각근 (三角筋)
극하근막 (棘下筋膜)
대원근 (大圓筋)
제7흉추극돌기 (第7胸椎棘突起)
제8흉추극돌기 (第8胸椎棘突起)
광배근 (廣背筋)

정중선 (正中線)
배내선 (背內線)

경판상근 (頸板狀筋)
소릉형근 (小菱形筋)
대릉형근 (大菱形筋)
견갑극 (肩甲棘)
견봉 (肩峰)
상완골두 (上腕骨頭)
견갑골 (肩甲骨)
최장근 (最長筋)
장륵근 (腸肋筋)

격수(膈兪)

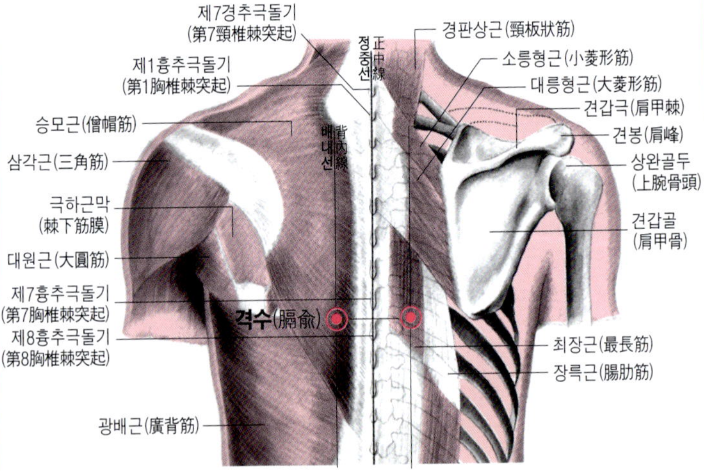

격수 | 제7, 8흉추극돌기 사이의 높이에서 양 옆 1.5촌

간장/담 질환

간경화 / 간암 / 감염

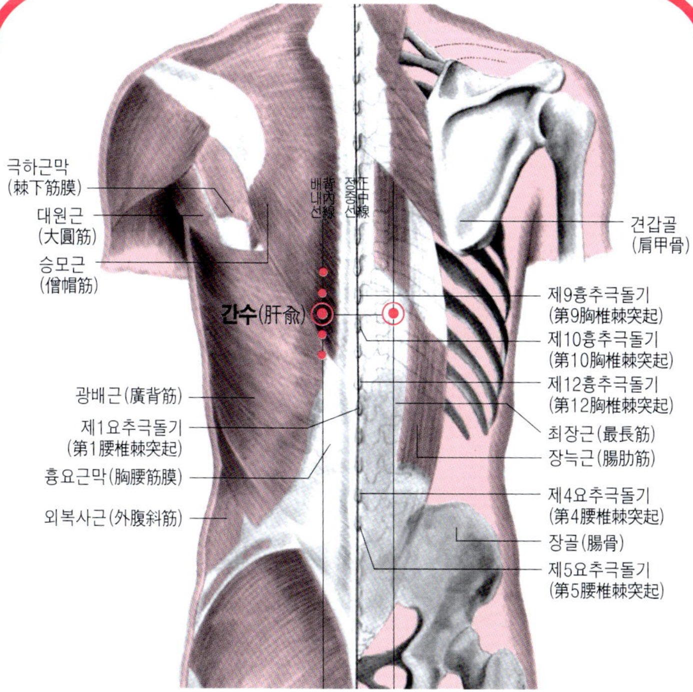

극하근막(棘下筋膜)
대원근(大圓筋)
승모근(僧帽筋)
간수(肝兪)
광배근(廣背筋)
제1요추극돌기(第1腰椎棘突起)
흉요근막(胸腰筋膜)
외복사근(外腹斜筋)

배내선(背內線)
정중선(正中線)

견갑골(肩甲骨)
제9흉추극돌기(第9胸椎棘突起)
제10흉추극돌기(第10胸椎棘突起)
제12흉추극돌기(第12胸椎棘突起)
최장근(最長筋)
장늑근(腸肋筋)
제4요추극돌기(第4腰椎棘突起)
장골(腸骨)
제5요추극돌기(第5腰椎棘突起)

간수5혈 ㅣ 배내선상에서 제9, 10흉추극돌기의 사이

심장/혈관 질환

협심증

그림 속 명칭:
- 흉골병(胸骨柄)
- 쇄골(鎖骨)
- 오구돌기(烏口突起)
- 견봉(肩峰)
- 상완골두(上腕骨頭)
- 소흉근(小胸筋)
- 흉골체(胸骨體)
- 검상돌기(劍狀突起)
- 제7늑연골(第7肋軟骨)
- 대흉근(大胸筋)
- 삼각근(三角筋)
- 흉골경절흔상연(胸骨頸切痕上緣)
- 정중선(正中線)
- 단중(膻中)
- 중정(中庭)
- 전거근(前鋸筋)

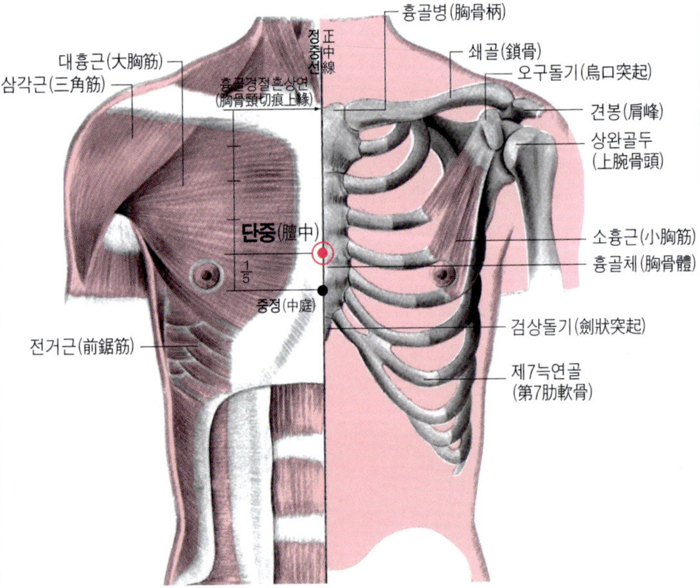

단중 | 정중선상에서 흉골경절흔 윗쪽과 중정의 사이에 중정으로부터 1/5

심장/혈관 질환

치질(출혈)

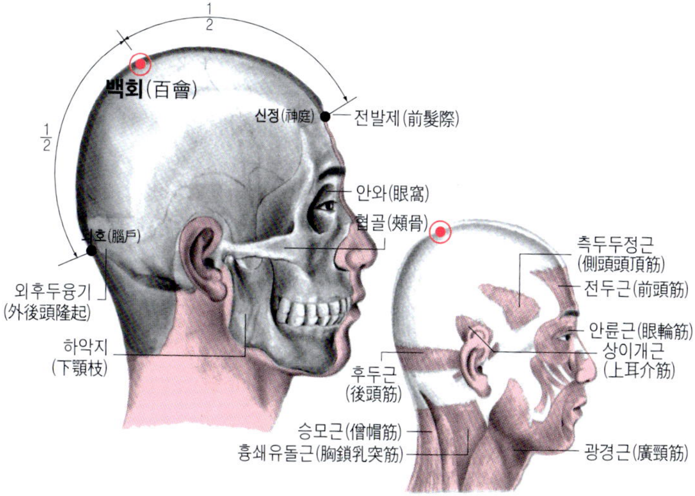

백회 | 정중선상에서 신정과 뇌호의 중앙

심장/혈관 질환

정맥류

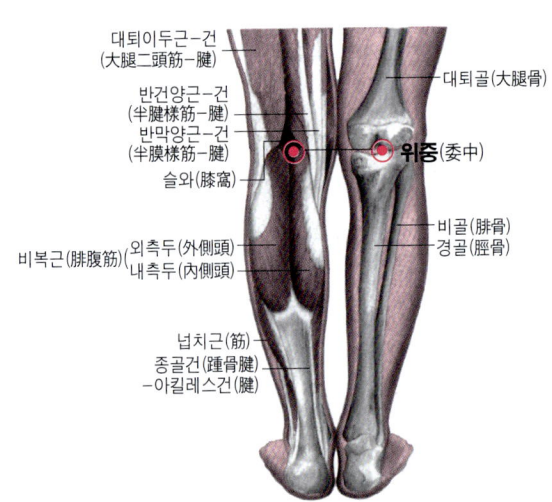

위중 | 무릎 뒤 주름의 중앙

심장/혈관 질환

저혈압

백회(百會)
신정(神庭)
전발제(前髮際)
안와(眼窩)
협골(頰骨)
뇌호(腦戶)
외후두융기(外後頭隆起)
하악지(下顎枝)
측두두정근(側頭頭頂筋)
전두근(前頭筋)
안륜근(眼輪筋)
상이개근(上耳介筋)
후두근(後頭筋)
승모근(僧帽筋)
흉쇄유돌근(胸鎖乳突筋)
광경근(廣頸筋)

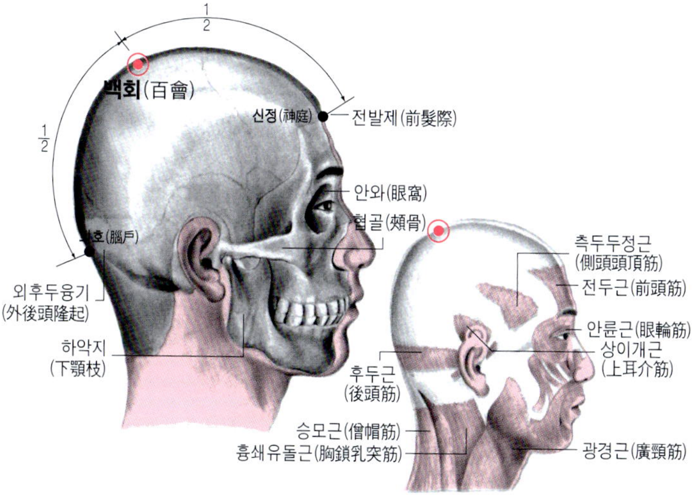

백회 | 정중선상에서 신정과 뇌호의 중앙

심장/혈관 질환

심장 박동이 고르지 않음

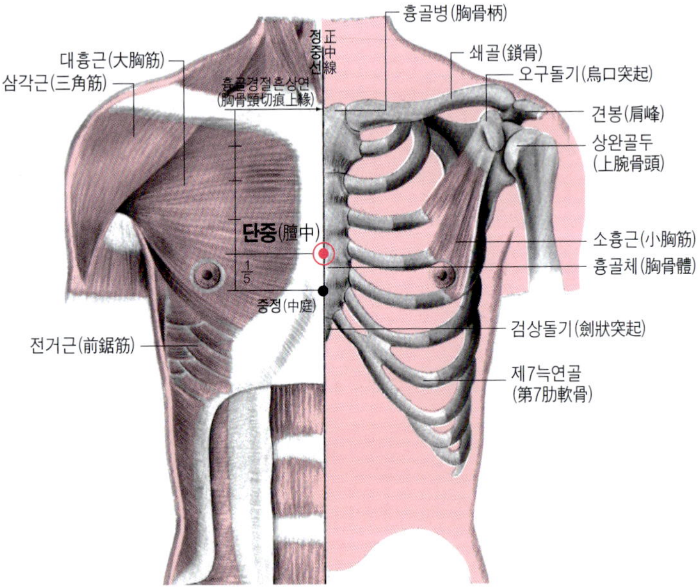

- 흉골병(胸骨柄)
- 정중선(正中線)
- 쇄골(鎖骨)
- 오구돌기(烏口突起)
- 대흉근(大胸筋)
- 삼각근(三角筋)
- 흉골경절흔상연(胸骨頸切痕上線)
- 견봉(肩峰)
- 상완골두(上腕骨頭)
- 단중(膻中)
- 소흉근(小胸筋)
- 흉골체(胸骨體)
- 중정(中庭)
- 1/5
- 전거근(前鋸筋)
- 검상돌기(劍狀突起)
- 제7늑연골(第7肋軟骨)

단중 | 정중선상에서 흉골경절흔 윗쪽과 중정의 사이에 중정으로부터 1/5

심장/혈관 질환

심근경색

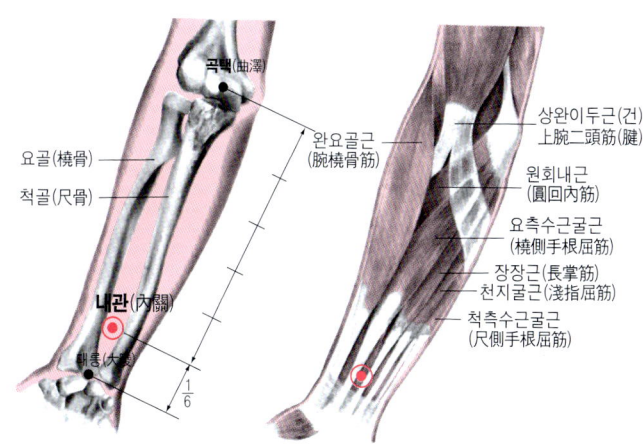

내관 ｜ 곡택과 대릉의 사이에서 대릉으로부터 1/6(상방 2촌)

심장/혈관 질환

심계항진

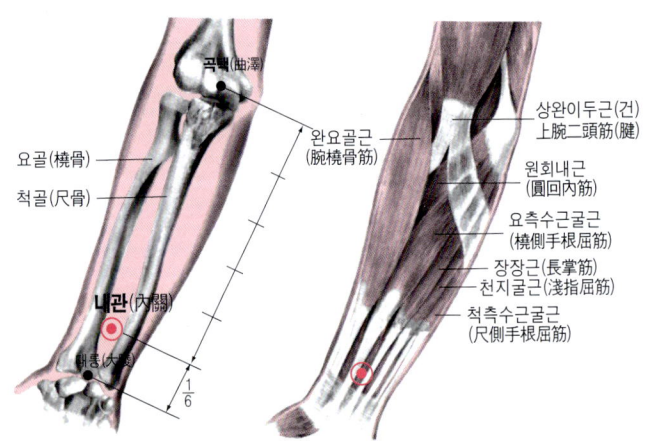

내관 | 곡택과 대릉의 사이에서 대릉으로부터 1/6(상방 2촌)

심장/혈관 질환

손발 냉증 / 피 순환 개선

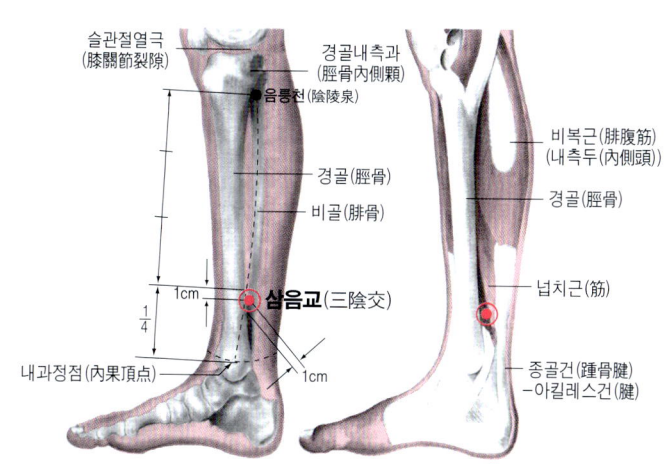

삼음교 | 음릉천과 안쪽 복사뼈의 사이에서 안쪽 복사뼈의 중심으로부터 1/4의 하방 1cm에서, 경골 뒷쪽의 후방 1cm

심장/혈관 질환

류마티스심장병

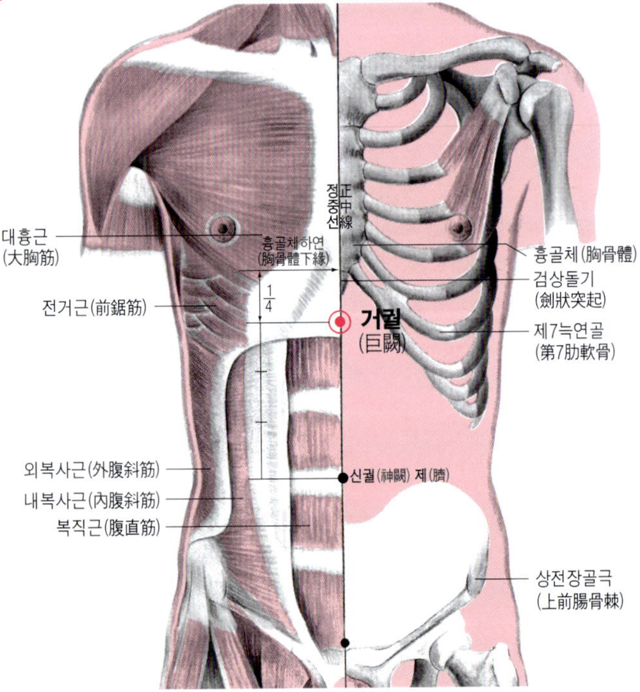

- 대흉근(大胸筋)
- 전거근(前鋸筋)
- 외복사근(外腹斜筋)
- 내복사근(內腹斜筋)
- 복직근(腹直筋)
- 정중선(正中線)
- 흉골체하연(胸骨體下緣)
- 거궐(巨闕)
- 신궐(神闕) 제(臍)
- 흉골체(胸骨體)
- 검상돌기(劍狀突起)
- 제7늑연골(第7肋軟骨)
- 상전장골극(上前腸骨棘)

거궐 ┃ 정중선상에서 흉골체하연과 신궐의 사이에 흉골체하연으로부터 1/4

심장/혈관 질환

동맥경화

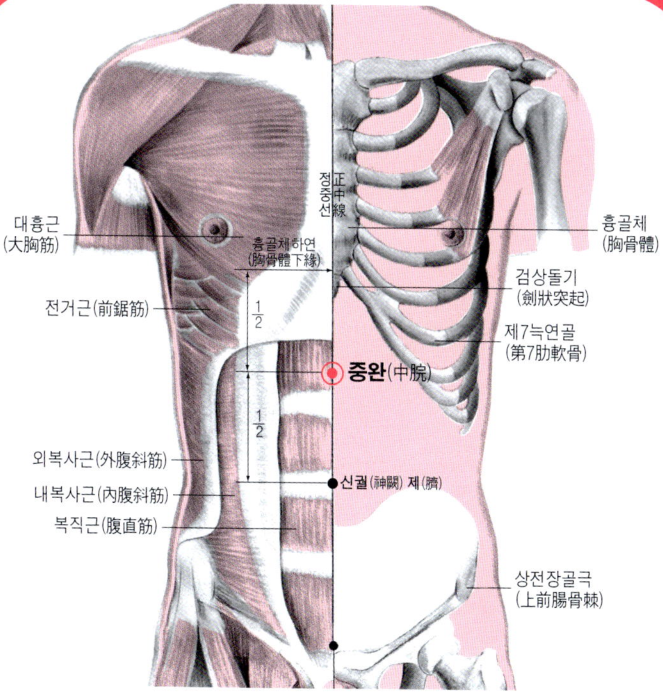

- 대흉근 (大胸筋)
- 흉골체하연 (胸骨體下緣)
- 전거근 (前鋸筋)
- 정중선 (正中線)
- 1/2
- 중완(中脘)
- 1/2
- 외복사근(外腹斜筋)
- 내복사근(內腹斜筋)
- 복직근(腹直筋)
- 흉골체 (胸骨體)
- 검상돌기 (劍狀突起)
- 제7늑연골 (第7肋軟骨)
- 신궐(神闕) 제(臍)
- 상전장골극 (上前腸骨棘)

중완 ｜ 정중선상에서 흉골체하연(명치)과 배꼽의 중앙

심장/혈관 질환

관상(심장) 동맥경화증

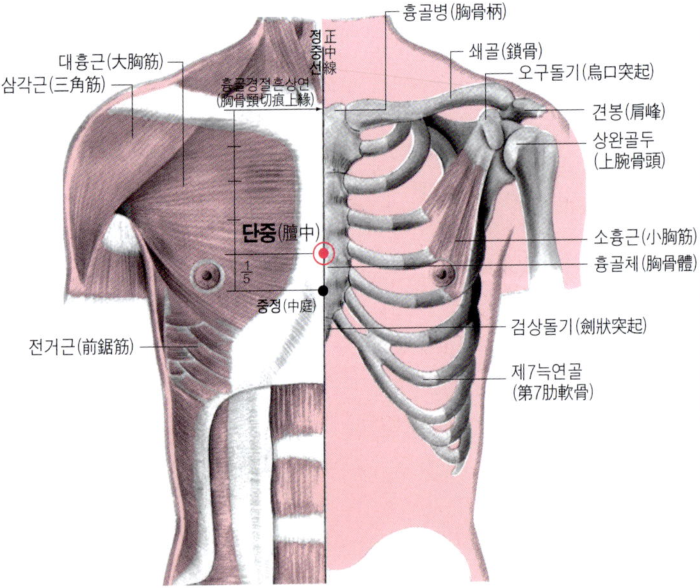

흉골병(胸骨柄)
쇄골(鎖骨)
오구돌기(烏口突起)
정중선 正中線
대흉근(大胸筋)
삼각근(三角筋)
흉골경절흔상연(胸骨頸切痕上緣)
견봉(肩峰)
상완골두(上腕骨頭)
단중(膻中)
소흉근(小胸筋)
흉골체(胸骨體)
$\frac{1}{5}$
중정(中庭)
검상돌기(劍狀突起)
전거근(前鋸筋)
제7늑연골(第7肋軟骨)

단중 ㅣ 정중선상에서 흉골경절흔 윗쪽과 중정의 사이에 중정으로부터 1/5

심장/혈관 질환

고혈압

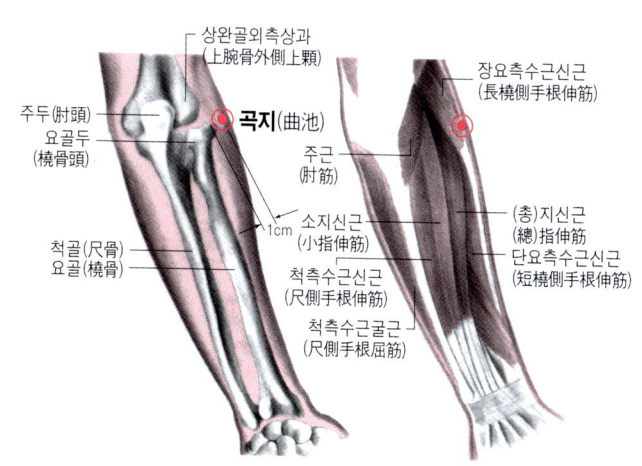

곡지 | 요골두 바깥 위쪽으로 부터 팔꿈치 안주름에 따라 내방 1cm (팔꿈치를 굽힐 나타나는 주름 끝)

피부 질환

피부염

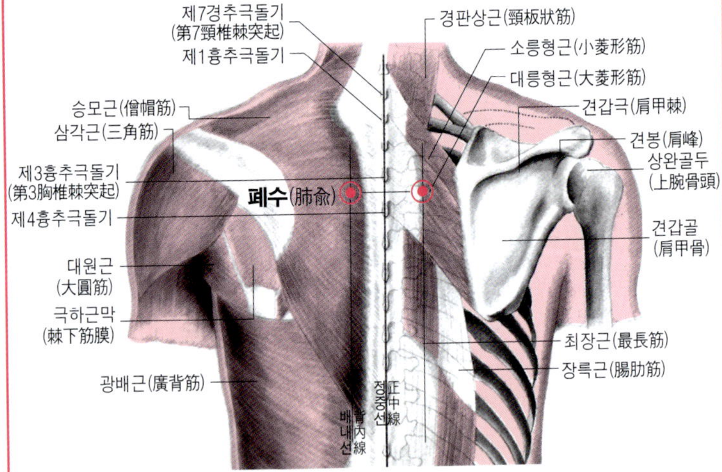

- 제7경추극돌기 (第7頸椎棘突起)
- 제1흉추극돌기
- 경판상근 (頸板狀筋)
- 소릉형근 (小菱形筋)
- 대릉형근 (大菱形筋)
- 승모근 (僧帽筋)
- 삼각근 (三角筋)
- 견갑극 (肩甲棘)
- 견봉 (肩峰)
- 상완골두 (上腕骨頭)
- 제3흉추극돌기 (第3胸椎棘突起)
- **폐수 (肺兪)**
- 제4흉추극돌기
- 견갑골 (肩甲骨)
- 대원근 (大圓筋)
- 극하근막 (棘下筋膜)
- 최장근 (最長筋)
- 장륵근 (腸肋筋)
- 광배근 (廣背筋)
- 정중선
- 배내선

폐수 ┃ 배내선상에서 제5, 6흉추극돌기 사이의 높이

피부 질환

탈모예방(대머리)

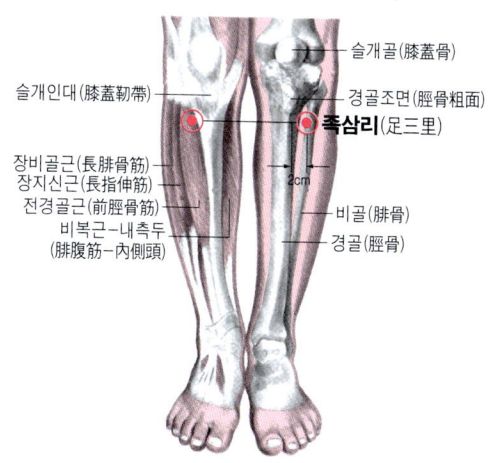

족삼리 | 경골조면의 아랫쪽 높이에서 경골 앞쪽으로부터 바깥쪽 2cm

피부 질환

입술 물집

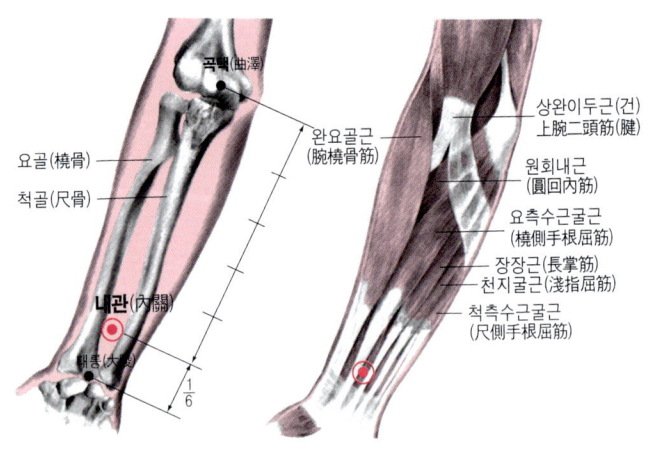

내관 ㅣ 곡택과 대릉의 사이에서 대릉으로부터 1/6(상방 2촌)

피부 질환

원형탈모증

해부도 라벨:
- 제7경추극돌기(第7頸椎棘突起)
- 제1흉추극돌기
- 승모근(僧帽筋)
- 삼각근(三角筋)
- 제3흉추극돌기(第3胸椎棘突起)
- 제4흉추극돌기
- **폐수**(肺兪)
- 대원근(大圓筋)
- 극하근막(棘下筋膜)
- 광배근(廣背筋)
- 경판상근(頸板狀筋)
- 소릉형근(小菱形筋)
- 대릉형근(大菱形筋)
- 견갑극(肩甲棘)
- 견봉(肩峰)
- 상완골두(上腕骨頭)
- 견갑골(肩甲骨)
- 최장근(最長筋)
- 장륵근(腸肋筋)
- 정중선(正中線)
- 배내선(背內線)

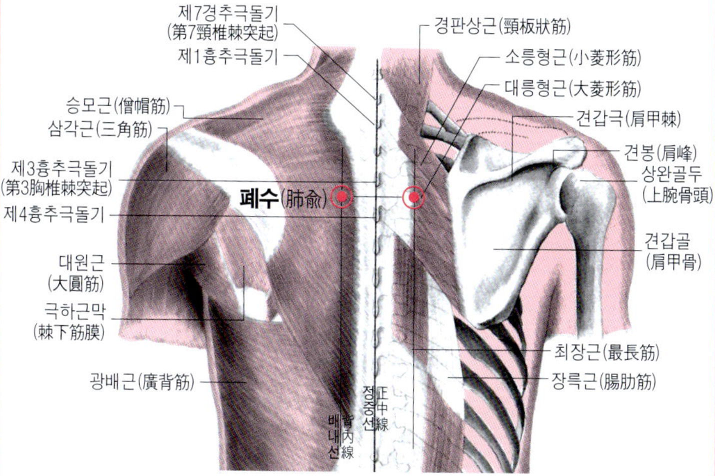

폐수 ┃ 배내선상에서 제5, 6흉추극돌기 사이의 높이

피부 질환

여드름

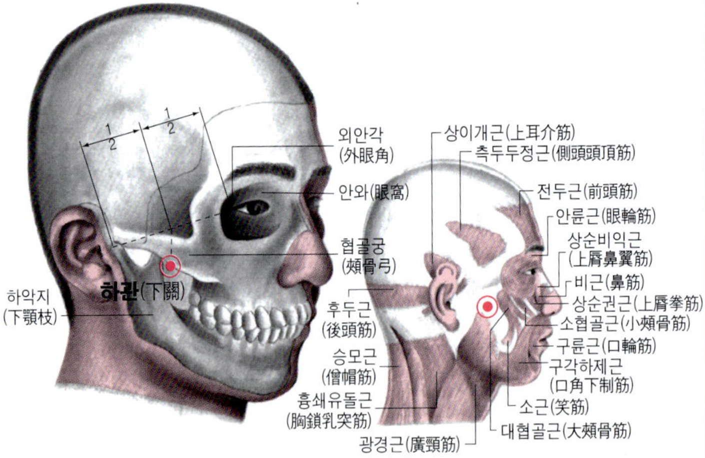

외안각(外眼角)
안와(眼窩)
협골궁(頰骨弓)
하악지(下顎枝)
하관(下關)
후두근(後頭筋)
승모근(僧帽筋)
흉쇄유돌근(胸鎖乳突筋)
광경근(廣頸筋)

상이개근(上耳介筋)
측두두정근(側頭頭頂筋)
전두근(前頭筋)
안륜근(眼輪筋)
상순비익근(上脣鼻翼筋)
비근(鼻筋)
상순권근(上脣拳筋)
소협골근(小頰骨筋)
구륜근(口輪筋)
구각하제근(口角下制筋)
소근(笑筋)
대협골근(大頰骨筋)

하관 ┃ 외안각(눈꼬리)과 하악골하악지 뒷쪽 상단과의 중앙 바로 밑에서 협골궁 아래쪽

피부 질환

어린선

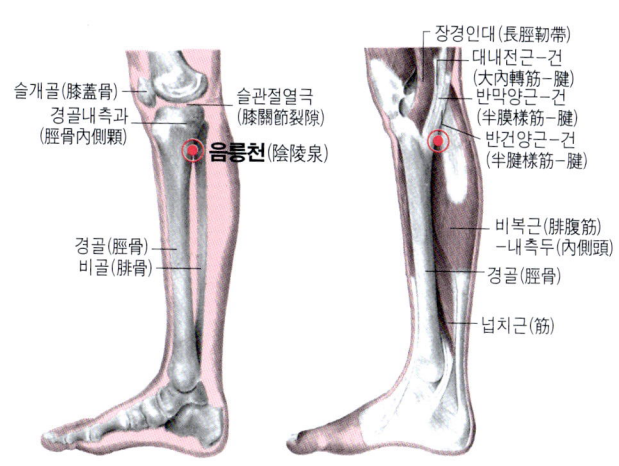

음릉천 | 경골내측과의 아래쪽

피부 질환

아토피성 피부염 / 유전성·과민성 피부

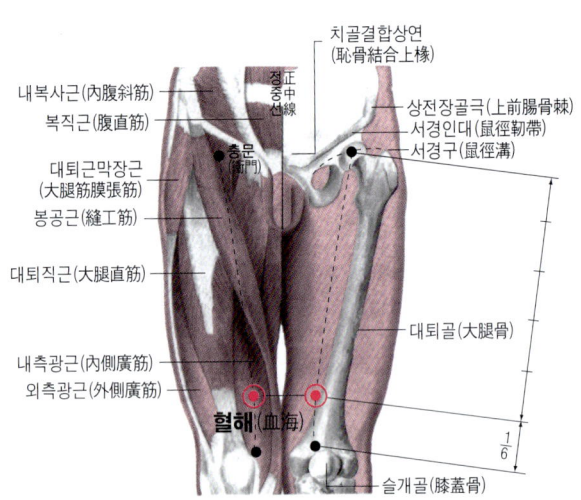

혈해 | 충문과 슬개골 위-안쪽의 사이에서 아래로 부터 1/6

피부 질환

신경성 피부염

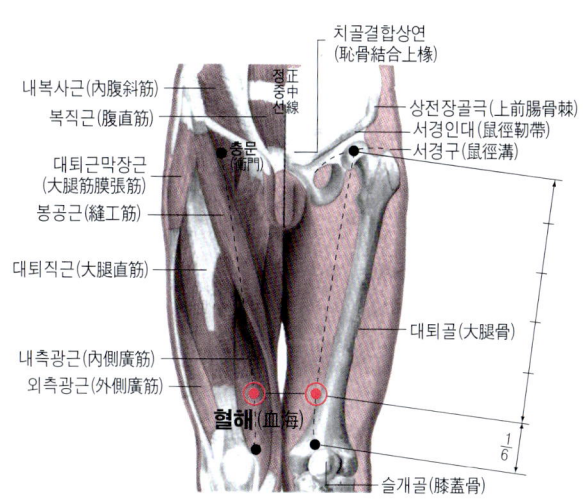

혈해 | 충문과 슬개골 위-안쪽의 사이에서 아래로 부터 1/6

피부 질환

습진

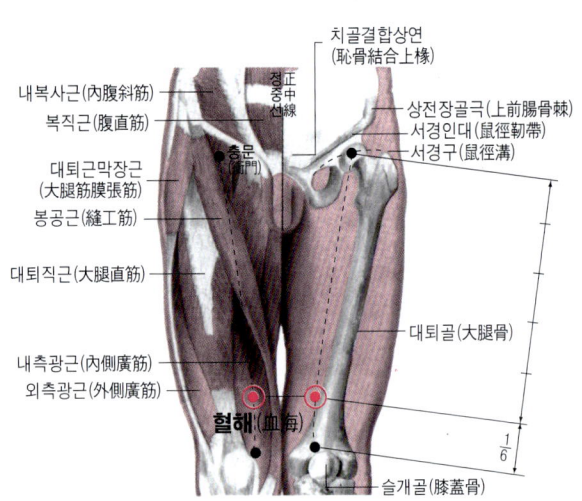

혈해 | 충문과 슬개골 위-안쪽의 사이에서 아래로 부터 1/6

피부 질환

소양증(피부 가려움증), 아토피

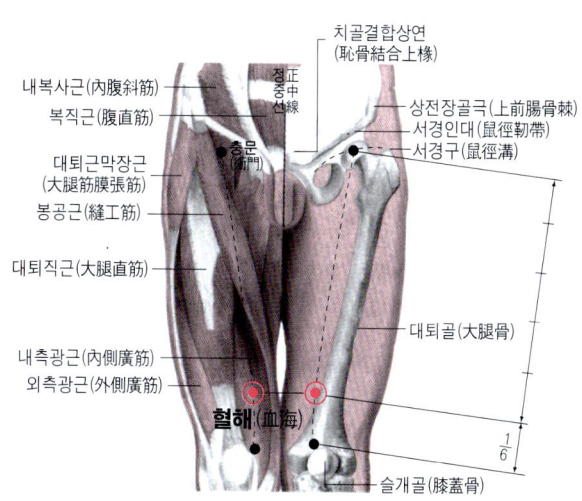

혈해 | 충문과 슬개골 위-안쪽의 사이에서 아래로 부터 1/6

피부 질환

사마귀

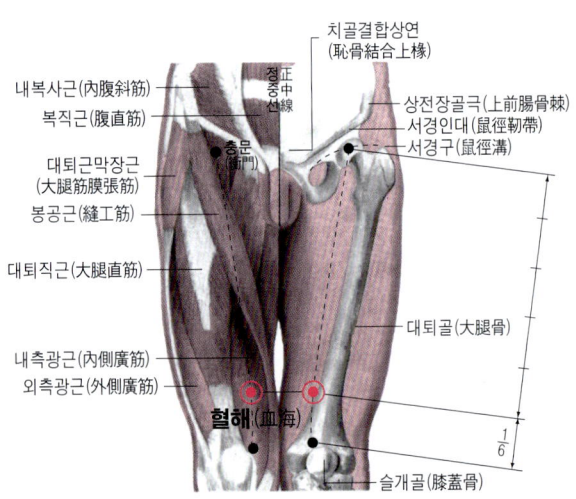

혈해 l 충문과 슬개골 위-안쪽의 사이에서 아래로 부터 1/6

피부 질환

부스럼 / 종기

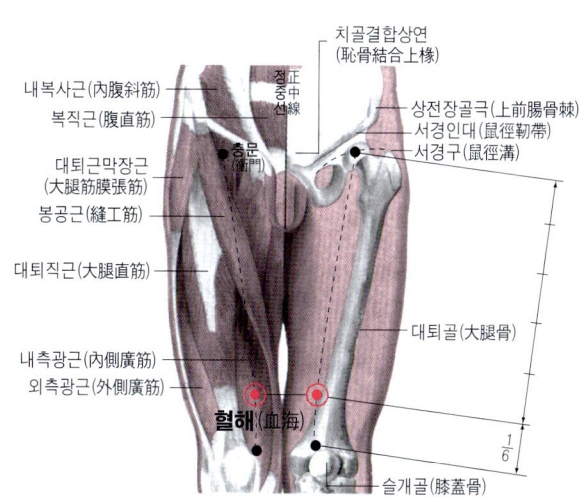

혈해 l 충문과 슬개골 위-안쪽의 사이에서 아래로 부터 1/6

피부 질환
무좀

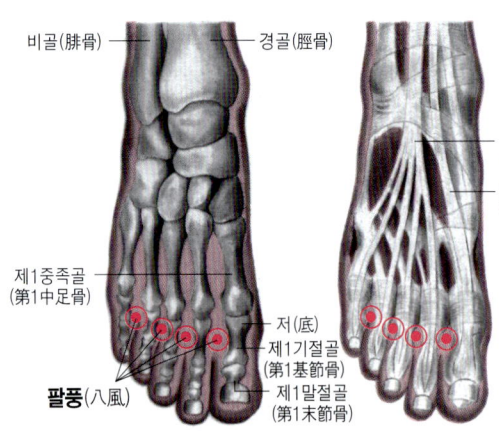

팔풍 | 발가락 사이의 발등 발바닥 피부의 경계

피부 질환

두부/안면부 부스럼

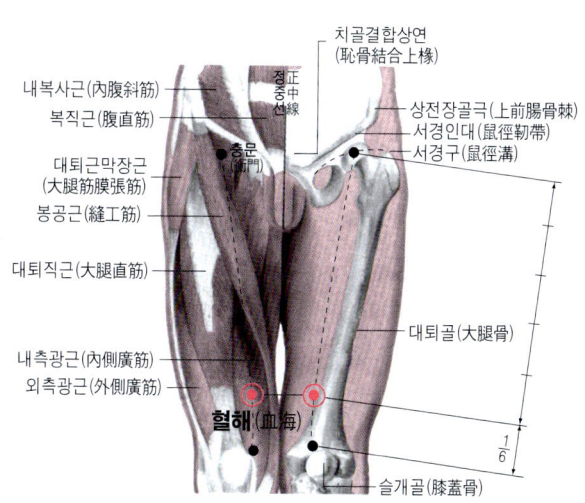

혈해 | 충문과 슬개골 위-안쪽의 사이에서 아래로 부터 1/6

피부 질환

동상

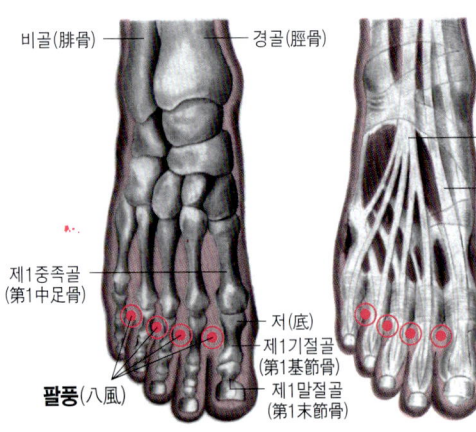

비골(腓骨)
경골(脛骨)
장지신근-건(長指伸筋-腱)
장모지신근-건(長母指伸筋-腱)
제1중족골(第1中足骨)
저(底)
제1기절골(第1基節骨)
팔풍(八風)
제1말절골(第1末節骨)

팔풍 ㅣ 발가락 사이의 발등 발바닥 피부의 경계

피부 질환

대상포진

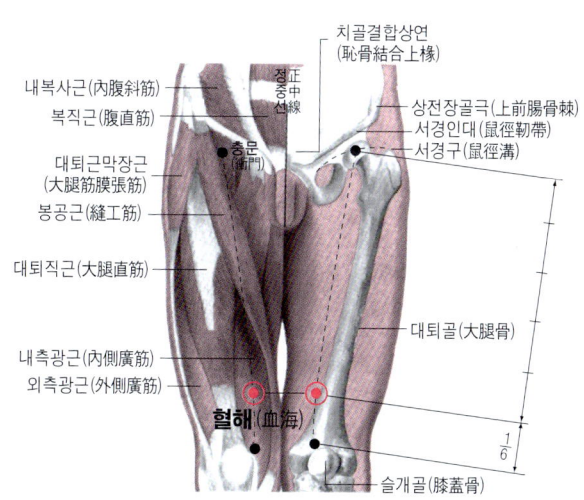

혈해 | 충문과 슬개골 위-안쪽의 사이에서 아래로 부터 1/6

피부 질환
단독 / 봉와직염

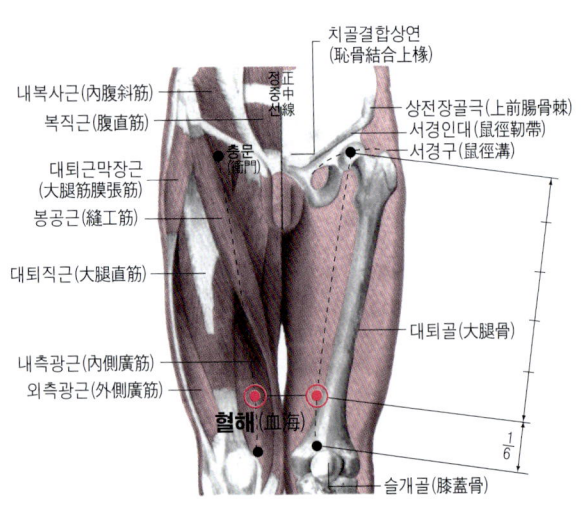

혈해 | 충문과 슬개골 위-안쪽의 사이에서 아래로 부터 1/6

피부 질환

노화방지(피부)

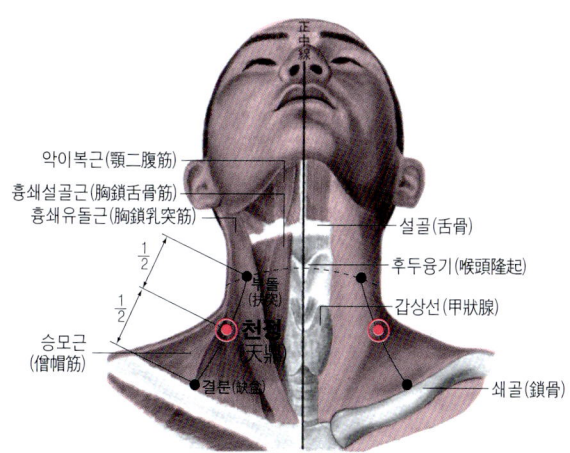

- 악이복근(顎二腹筋)
- 흉쇄설골근(胸鎖舌骨筋)
- 흉쇄유돌근(胸鎖乳突筋)
- 부돌(扶突)
- 승모근(僧帽筋)
- 천정(天鼎)
- 결분(缺盆)
- 설골(舌骨)
- 후두융기(喉頭隆起)
- 갑상선(甲狀腺)
- 쇄골(鎖骨)

천정 | 부돌과 결분의 중앙

피부 질환

결절성홍반

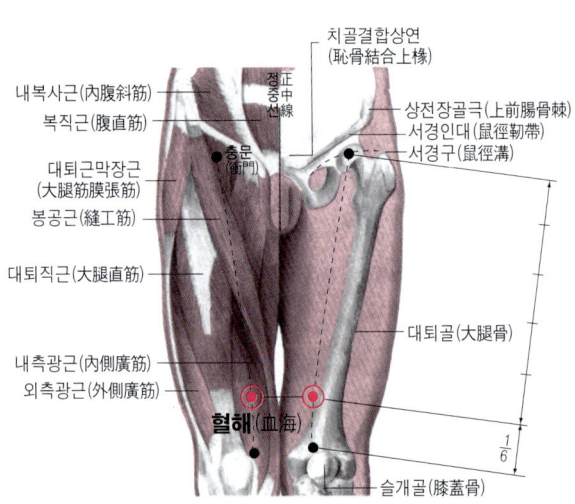

혈해 | 충문과 슬개골 위-안쪽의 사이에서 아래로 부터 1/6

피부 질환

각화증

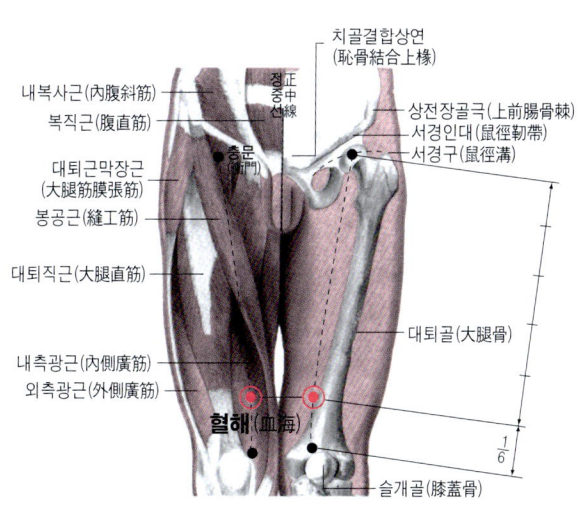

혈해 | 충문과 슬개골 위-안쪽의 사이에서 아래로 부터 1/6

호흡기 질환

호흡근육마비

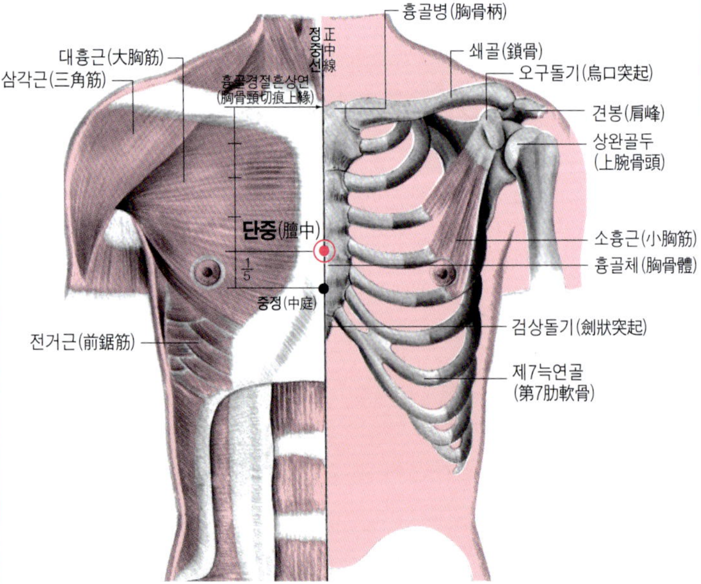

단중 | 정중선상에서 흉골경절흔 윗쪽과 중정의 사이에 중정으로부터 1/5

호흡기 질환

해소 / 해수

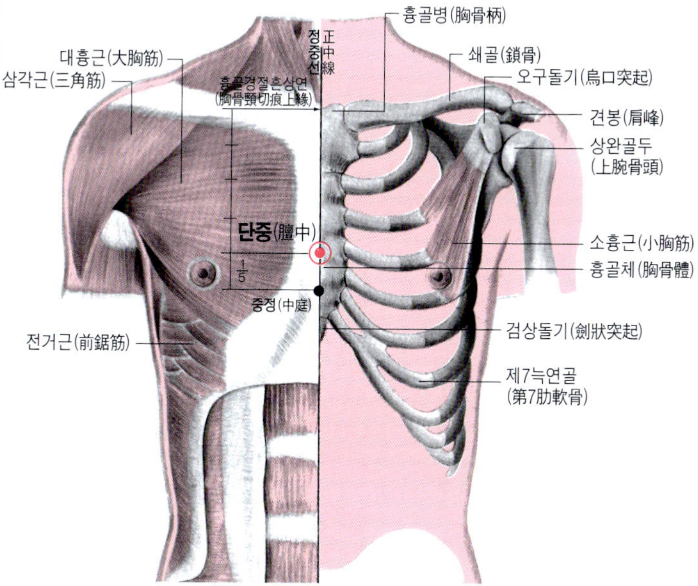

- 흉골병(胸骨柄)
- 정중선 / 正中線
- 대흉근(大胸筋)
- 삼각근(三角筋)
- 흉골경절흔상연(胸骨頸切痕上緣)
- 쇄골(鎖骨)
- 오구돌기(烏口突起)
- 견봉(肩峰)
- 상완골두(上腕骨頭)
- 단중(膻中)
- 소흉근(小胸筋)
- 흉골체(胸骨體)
- 중정(中庭)
- 전거근(前鋸筋)
- 검상돌기(劍狀突起)
- 제7늑연골(第7肋軟骨)

단중 | 정중선상에서 흉골경절흔 윗쪽과 중정의 사이에 중정으로부터 1/5

호흡기 질환

폐화농증

제7경추극돌기 (第7頸椎棘突起)
제1흉추극돌기
경판상근 (頸板狀筋)
소릉형근 (小菱形筋)
대릉형근 (大菱形筋)
승모근 (僧帽筋)
삼각근 (三角筋)
견갑극 (肩甲棘)
견봉 (肩峰)
제3흉추극돌기 (第3胸椎棘突起)
제4흉추극돌기
폐수 (肺兪)
상완골두 (上腕骨頭)
견갑골 (肩甲骨)
대원근 (大圓筋)
극하근막 (棘下筋膜)
최장근 (最長筋)
장륵근 (腸肋筋)
광배근 (廣背筋)
배내선 (背內線)
정중선 (正中線)

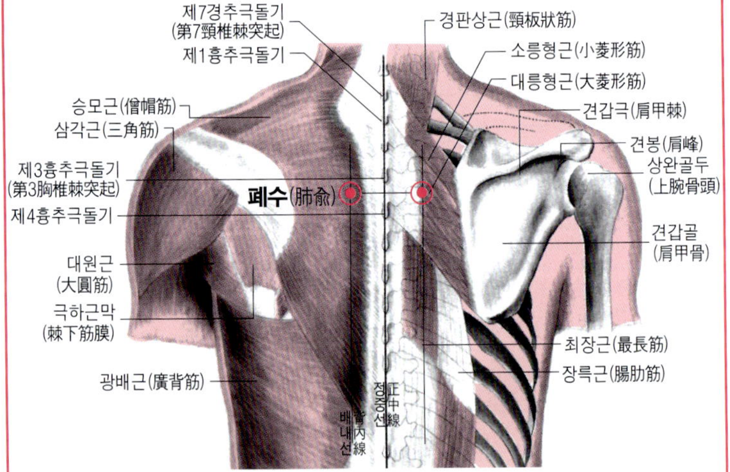

폐수 ┃ 배내선상에서 제5, 6흉추극돌기 사이의 높이

호흡기 질환

폐암

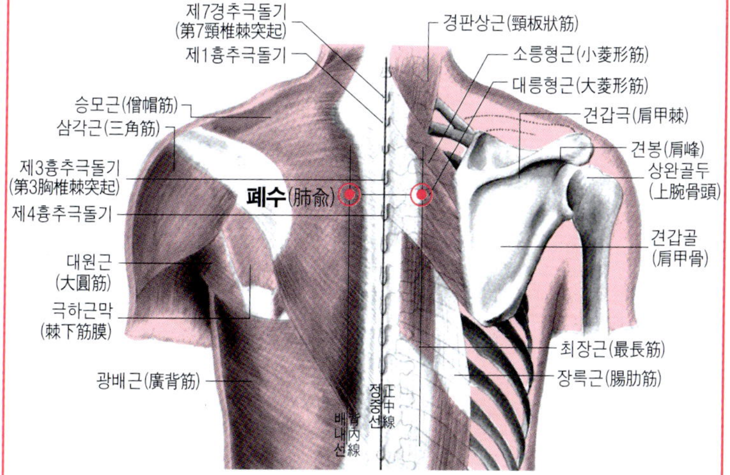

- 제7경추극돌기(第7頸椎棘突起)
- 제1흉추극돌기
- 승모근(僧帽筋)
- 삼각근(三角筋)
- 제3흉추극돌기(第3胸椎棘突起)
- 제4흉추극돌기
- 대원근(大圓筋)
- 극하근막(棘下筋膜)
- 광배근(廣背筋)
- 경판상근(頸板狀筋)
- 소릉형근(小菱形筋)
- 대릉형근(大菱形筋)
- 견갑극(肩甲棘)
- 견봉(肩峰)
- 상완골두(上腕骨頭)
- 견갑골(肩甲骨)
- 최장근(最長筋)
- 장륵근(腸肋筋)
- 정중선(正中線)
- 배내선(背內線)

폐수(肺兪)

폐수 | 배내선상에서 제5, 6흉추극돌기 사이의 높이

호흡기 질환

폐렴

제7경추극돌기(第7頸椎棘突起)
제1흉추극돌기(第1胸椎棘突起)
승모근(僧帽筋)
삼각근(三角筋)
제4흉추극돌기(第4胸椎棘突起)
제5흉추극돌기(第5胸椎棘突起)
대원근(大圓筋)
극하근막(棘下筋膜)
광배근(廣背筋)

정중선(正中線)
배외선(背外線)

고황(膏肓)

경판상근(頸板狀筋)
소릉형근(小菱形筋)
대릉형근(大菱形筋)
견갑극(肩甲棘)
견봉(肩峰)
상완골두(上腕骨頭)
견갑골(肩甲骨)
최장근(最長筋)
장륵근(腸肋筋)

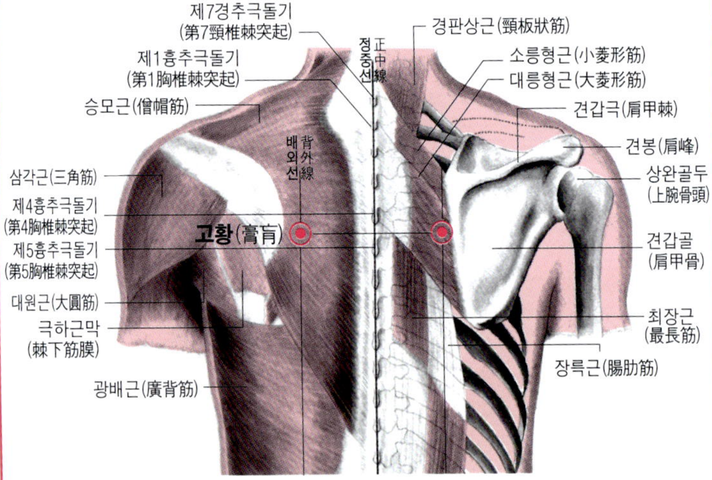

고황 | 배외선상에서 제4, 5흉추극돌기 사이의 높이

호흡기 질환

폐결핵

제7경추극돌기(第7頸椎棘突起)
제1흉추극돌기(第1胸椎棘突起)
승모근(僧帽筋)
삼각근(三角筋)
제4흉추극돌기(第4胸椎棘突起)
제5흉추극돌기(第5胸椎棘突起)
대원근(大圓筋)
극하근막(棘下筋膜)
광배근(廣背筋)

정중선(正中線)
배외선(背外線)

고황(膏肓)

경판상근(頸板狀筋)
소릉형근(小菱形筋)
대릉형근(大菱形筋)
견갑극(肩甲棘)
견봉(肩峰)
상완골두(上腕骨頭)
견갑골(肩甲骨)
최장근(最長筋)
장륵근(腸肋筋)

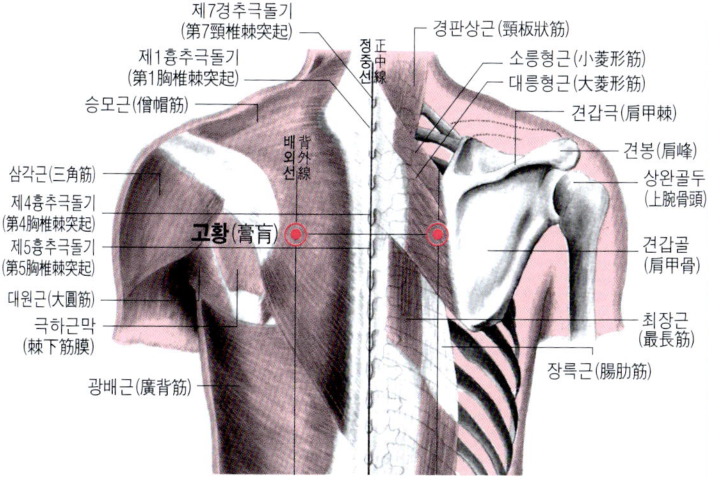

고황 ｜ 배외선상에서 제4, 5흉추극돌기 사이의 높이

호흡기 질환

천식

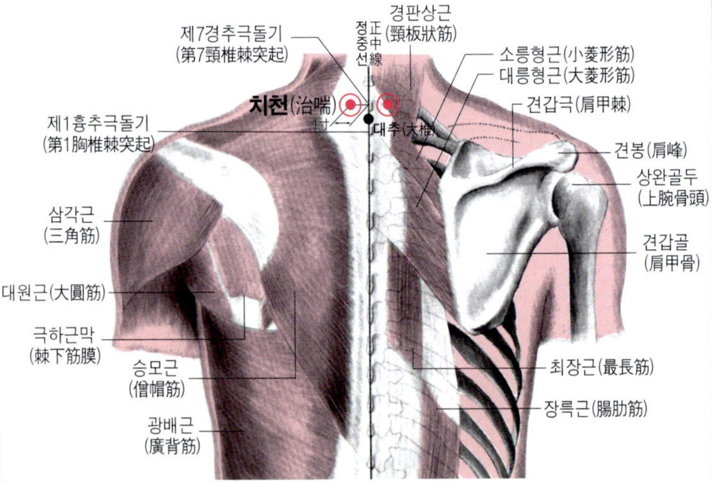

치천 | 제7경추돌기의 양 옆 0.5~1촌

호흡기 질환

임파결핵

도해 라벨:
- 제7경추극돌기(第7頸椎棘突起)
- 제1흉추극돌기(第1胸椎棘突起)
- 승모근(僧帽筋)
- 정중선(正中線)
- 배외선(背外線)
- 삼각근(三角筋)
- 제4흉추극돌기(第4胸椎棘突起)
- **고황(膏肓)**
- 제5흉추극돌기(第5胸椎棘突起)
- 대원근(大圓筋)
- 극하근막(棘下筋膜)
- 광배근(廣背筋)
- 경판상근(頸板狀筋)
- 소릉형근(小菱形筋)
- 대릉형근(大菱形筋)
- 견갑극(肩甲棘)
- 견봉(肩峰)
- 상완골두(上腕骨頭)
- 견갑골(肩甲骨)
- 최장근(最長筋)
- 장륵근(腸肋筋)

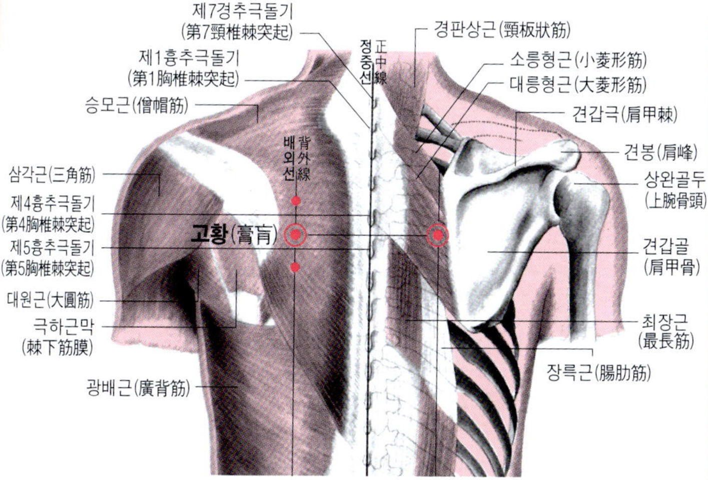

고황3혈 ┃ 배외선상에서 제4, 5흉추극돌기 사이의 높이

호흡기 질환

유행성 감기

해부도 레이블:
- 경판상(頸板狀筋)
- 소릉형근(小菱形筋)
- 대릉형근(大菱形筋)
- 제7경추극돌기(第7頸椎棘突起)
- 대추(大椎)
- 견갑극(肩甲棘)
- 제1흉추극돌기(第1胸椎棘突起)
- 견봉(肩峰)
- 상완골두(上腕骨頭)
- 삼각근(三角筋)
- 견갑골(肩甲骨)
- 원근(大圓筋)
- 극하근막(棘下筋膜)
- 최장근(最長筋)
- 승모근(僧帽筋)
- 장륵근(腸肋筋)
- 광배근(廣背筋)
- 정중선(正中線)

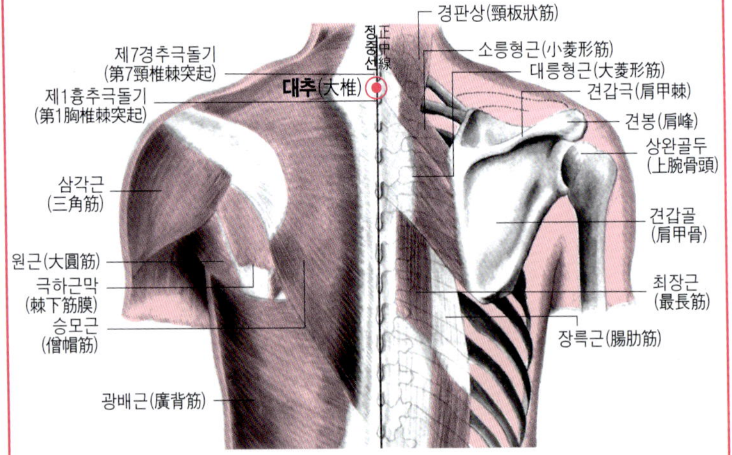

대추 ┃ 제7경추극돌기와 제1흉추극돌기의 사이

호흡기 질환

상기도감염

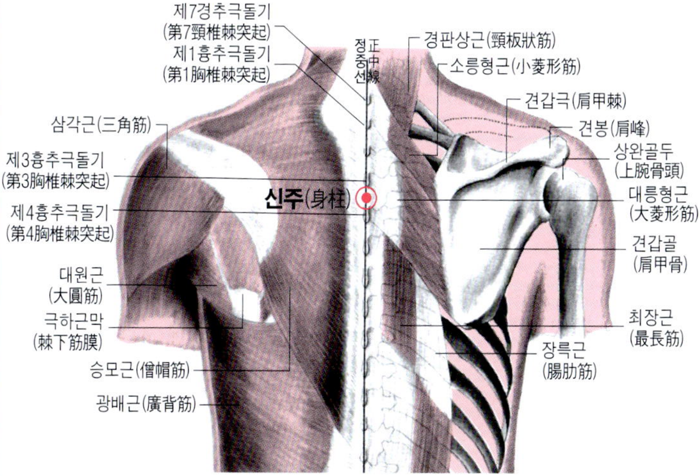

제7경추극돌기 (第7頸椎棘突起)
제1흉추극돌기 (第1胸椎棘突起)
정중선 正中線
경판상근 (頸板狀筋)
소릉형근 (小菱形筋)
삼각근 (三角筋)
견갑극 (肩甲棘)
견봉 (肩峰)
제3흉추극돌기 (第3胸椎棘突起)
상완골두 (上腕骨頭)
제4흉추극돌기 (第4胸椎棘突起)
신주(身柱)
대릉형근 (大菱形筋)
견갑골 (肩甲骨)
대원근 (大圓筋)
극하근막 (棘下筋膜)
최장근 (最長筋)
장륵근 (腸肋筋)
승모근 (僧帽筋)
광배근 (廣背筋)

신주 ┃ 제3, 4흉추극돌기의 사이 (뜸)

호흡기 질환

늑막염 / 흉막염

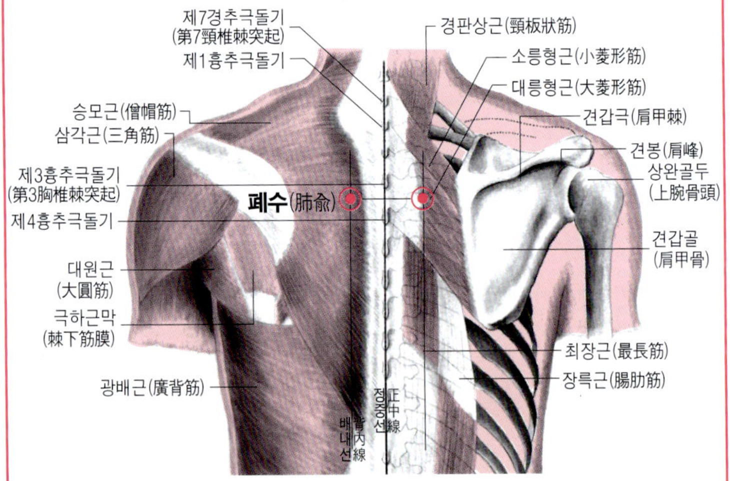

해부도 labels:
- 제7경추극돌기 (第7頸椎棘突起)
- 제1흉추극돌기
- 승모근 (僧帽筋)
- 삼각근 (三角筋)
- 제3흉추극돌기 (第3胸椎棘突起)
- 제4흉추극돌기
- 폐수 (肺俞)
- 대원근 (大圓筋)
- 극하근막 (棘下筋膜)
- 광배근 (廣背筋)
- 경판상근 (頸板狀筋)
- 소릉형근 (小菱形筋)
- 대릉형근 (大菱形筋)
- 견갑극 (肩甲棘)
- 견봉 (肩峰)
- 상완골두 (上腕骨頭)
- 견갑골 (肩甲骨)
- 최장근 (最長筋)
- 장륵근 (腸肋筋)
- 정중선 (正中線)
- 배내선 (背內線)

폐수 ▎ 배내선상에서 제5, 6흉추극돌기 사이의 높이

호흡기 질환
기침 / 가래

- 제7경추극돌기 (第7頸椎棘突起)
- 제1흉추극돌기 (第1胸椎棘突起)
- 대추(大椎)
- 정중선(正中線)
- 경판상(頸板狀筋)
- 소릉형근(小菱形筋)
- 대릉형근(大菱形筋)
- 견갑극(肩甲棘)
- 견봉(肩峰)
- 상완골두(上腕骨頭)
- 삼각근(三角筋)
- 원근(大圓筋)
- 극하근막(棘下筋膜)
- 승모근(僧帽筋)
- 견갑골(肩甲骨)
- 최장근(最長筋)
- 장륵근(腸肋筋)
- 광배근(廣背筋)

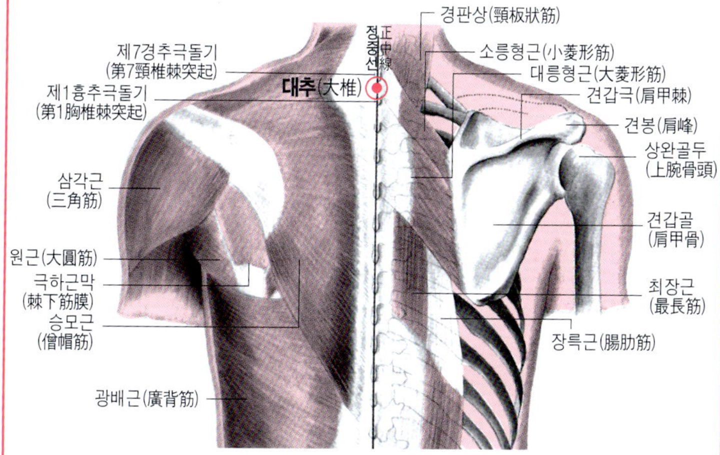

대추 | 제7경추극돌기와 제1흉추극돌기의 사이

호흡기 질환

기관지폐렴

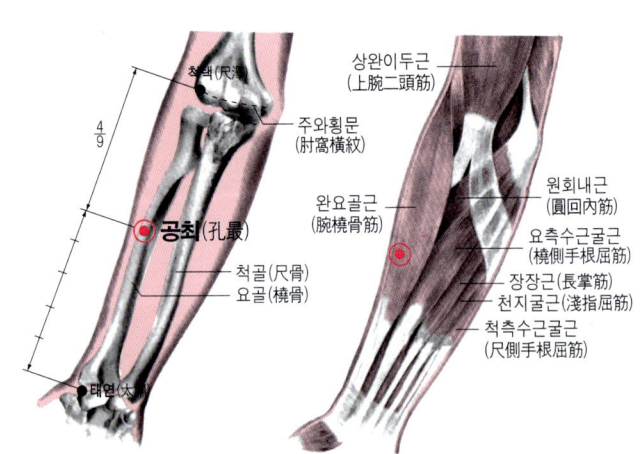

공최 | 척택과 태연의 사이에서 척택으로 부터 4/9

호흡기 질환

기관지염

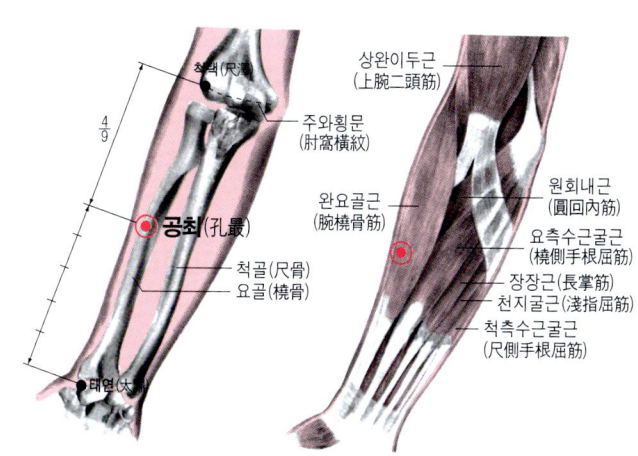

공최 | 척택과 태연의 사이에서 척택으로 부터 4/9

호흡기 질환

감기

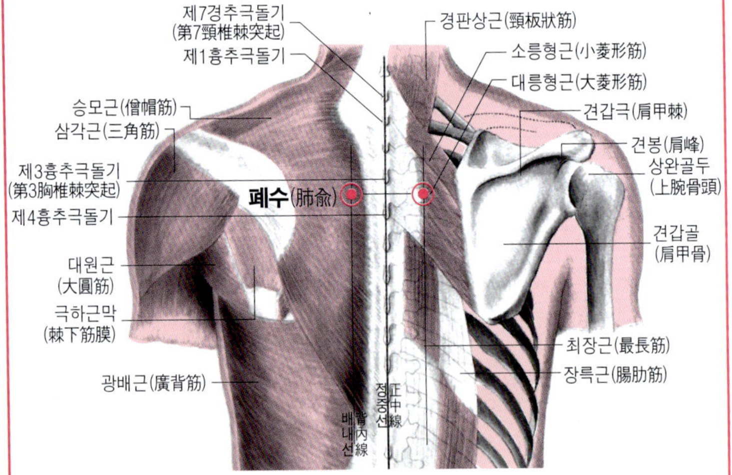

폐수 | 배내선상에서 제5, 6흉추극돌기 사이의 높이

위장 질환

유문협착

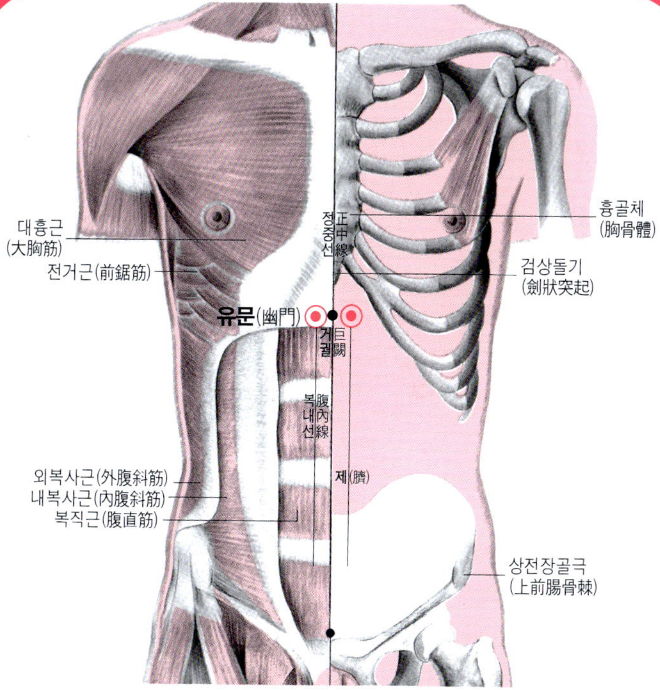

- 대흉근(大胸筋)
- 전거근(前鋸筋)
- 유문(幽門)
- 외복사근(外腹斜筋)
- 내복사근(內腹斜筋)
- 복직근(腹直筋)
- 흉골체(胸骨體)
- 검상돌기(劍狀突起)
- 정중선(正中線)
- 거궐(巨闕)
- 복내선(腹內線)
- 제(臍)
- 상전장골극(上前腸骨棘)

유문 ❙ 복내선상에서 거궐의 높이

위장 질환

위통

대흉근(大胸筋)
전거근(前鋸筋)
외복사근(外腹斜筋)
내복사근(內腹斜筋)
복직근(腹直筋)

정중선(正中線)
흉골체하연(胸骨體下緣)
중완(中脘)
신궐(神闕) 제(臍)

흉골체(胸骨體)
검상돌기(劍狀突起)
제7늑연골(第7肋軟骨)
상전장골극(上前腸骨棘)

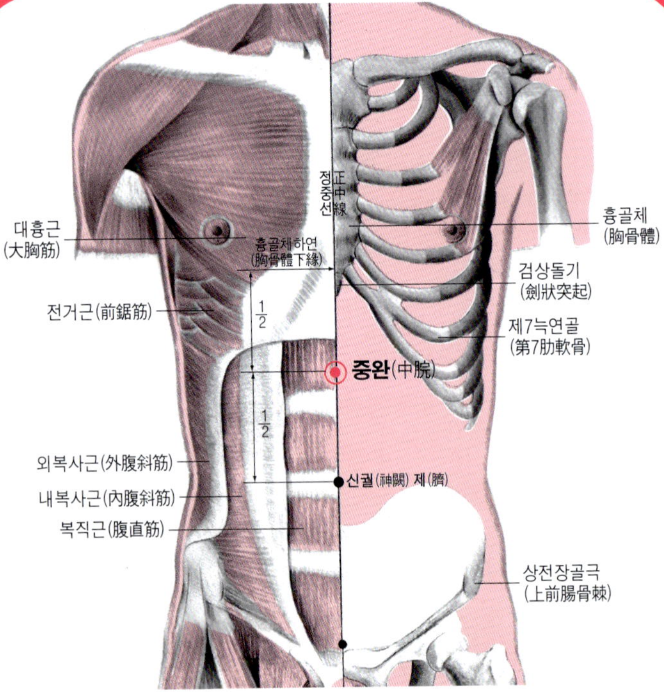

중완 ┃ 정중선상에서 흉골체하연(명치)과 배꼽의 중앙

위장 질환

위장염 – 급성

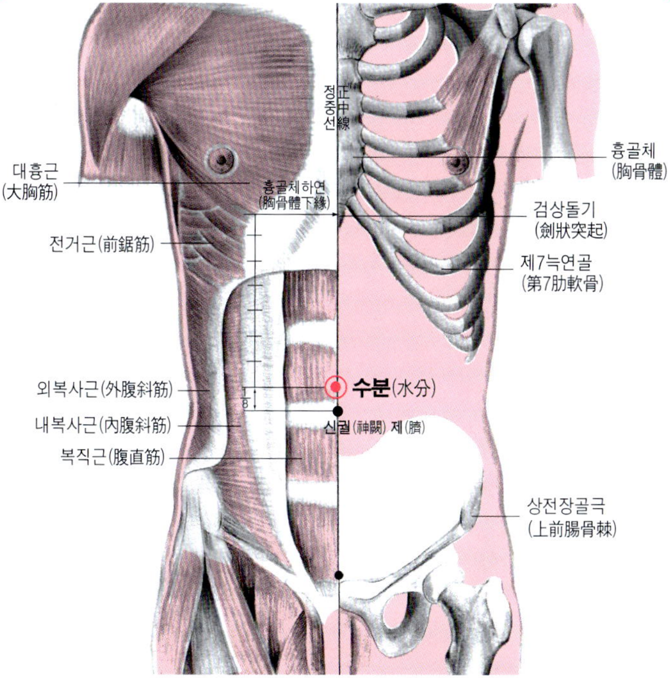

- 대흉근(大胸筋)
- 전거근(前鋸筋)
- 외복사근(外腹斜筋)
- 내복사근(內腹斜筋)
- 복직근(腹直筋)
- 정중선(正中線)
- 흉골체하연(胸骨體下緣)
- 흉골체(胸骨體)
- 검상돌기(劍狀突起)
- 제7늑연골(第7肋軟骨)
- **수분**(水分)
- 신궐(神闕) 제(臍)
- 상전장골극(上前腸骨棘)

수분 | 정중선상에서 흉골체하연(명치)과 배꼽의 사이에서 신궐로부터 1/8

위장 질환

위염- 만성

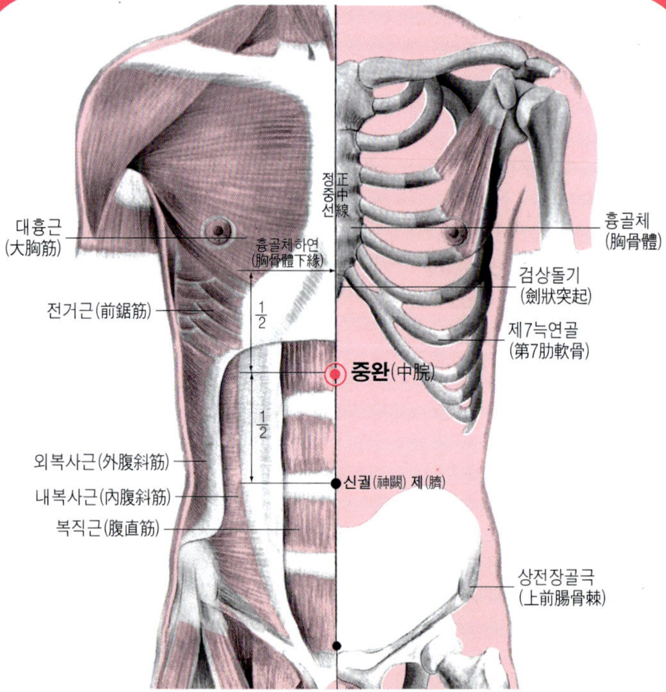

- 대흉근(大胸筋)
- 전거근(前鋸筋)
- 흉골체하연(胸骨體下緣)
- 중완(中脘)
- 외복사근(外腹斜筋)
- 내복사근(內腹斜筋)
- 복직근(腹直筋)
- 정중선(正中線)
- 흉골체(胸骨體)
- 검상돌기(劍狀突起)
- 제7늑연골(第7肋軟骨)
- 신궐(神闕) 제(臍)
- 상전장골극(上前腸骨棘)

$\frac{1}{2}$ / $\frac{1}{2}$

중완 ┃ 정중선상에서 흉골체하연(명치)과 배꼽의 중앙

위장 질환

위암

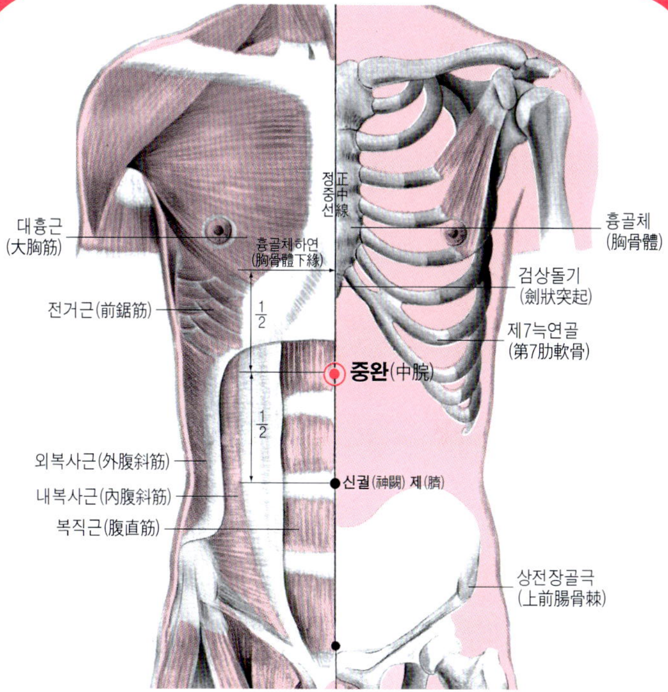

- 대흉근(大胸筋)
- 흉골체하연(胸骨體下緣)
- 정중선(正中線)
- 흉골체(胸骨體)
- 전거근(前鋸筋)
- 검상돌기(劍狀突起)
- 제7늑연골(第7肋軟骨)
- $\frac{1}{2}$
- **중완**(中脘)
- $\frac{1}{2}$
- 외복사근(外腹斜筋)
- 내복사근(內腹斜筋)
- 신궐(神闕) 제(臍)
- 복직근(腹直筋)
- 상전장골극(上前腸骨棘)

중완 ❘ 정중선상에서 흉골체하연(명치)과 배꼽의 중앙

위장 질환
위십이지장궤양

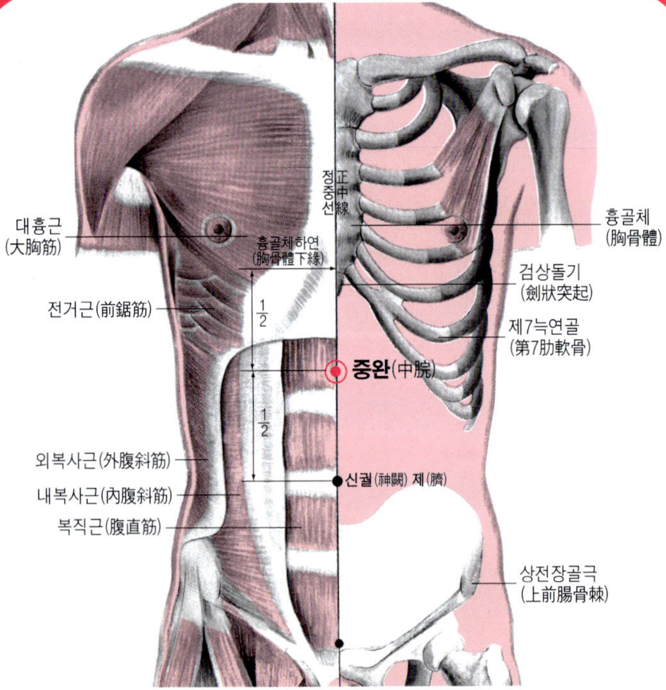

중완 | 정중선상에서 흉골체하연(명치)과 배꼽의 중앙

위장 질환

위산과다

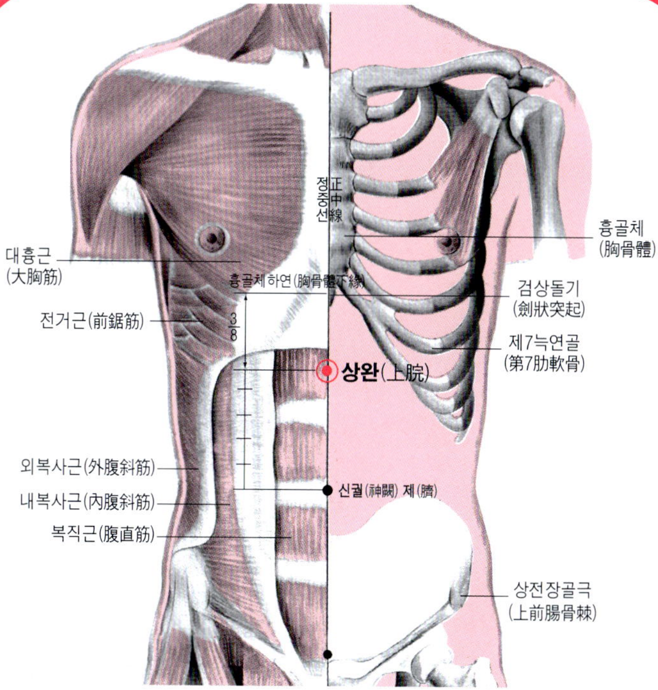

상완 ｜ 정중선상에서 흉골체하연(명치)과 배꼽의 사이에 흉골체하연으로부터 3/8

위장 질환

위무력증

대흉근 (大胸筋)
전거근 (前鋸筋)
흉골체하연(胸骨體下緣)
정중선 正中線
흉골체 (胸骨體)
검상돌기 (劍狀突起)
제7늑연골 (第7肋軟骨)
상완(上脘)
외복사근 (外腹斜筋)
내복사근 (內腹斜筋)
복직근 (腹直筋)
신궐(神闕) 제(臍)
상전장골극 (上前腸骨棘)

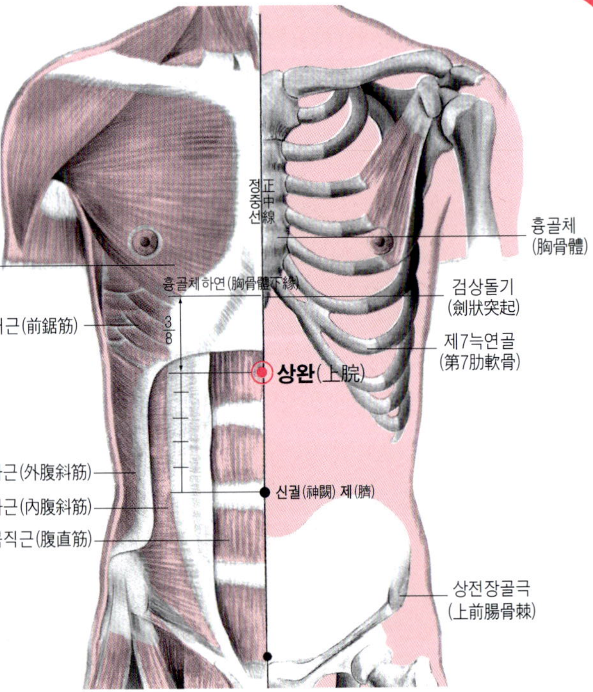

상완 | 정중선상에서 흉골체하연(명치)과 배꼽의 사이에 흉골체하연으로부터 3/8

위장 질환

위경련

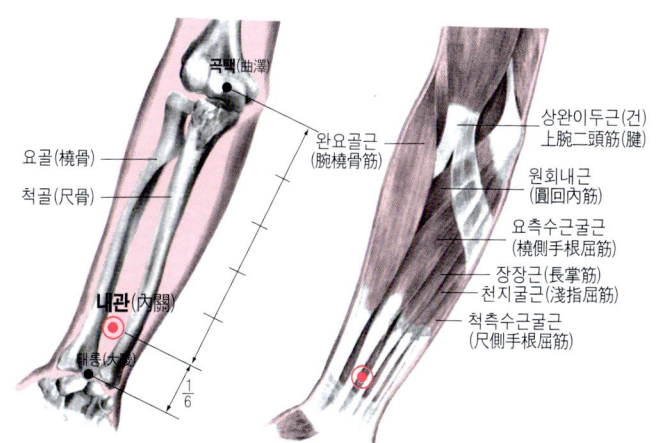

내관 | 곡택과 대릉의 사이에서 대릉으로부터 1/6(상방 2촌)

위장 질환

식도염

천돌(天突)

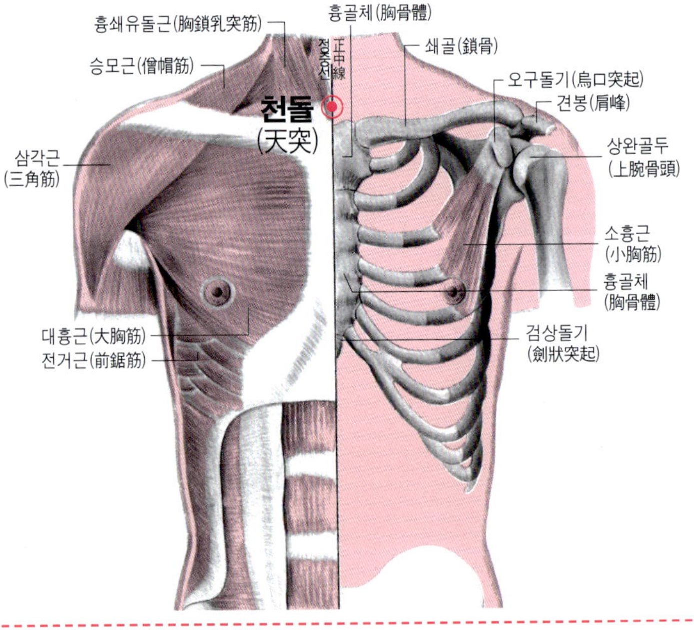

흉쇄유돌근(胸鎖乳突筋)
승모근(僧帽筋)
삼각근(三角筋)
대흉근(大胸筋)
전거근(前鋸筋)

흉골체(胸骨體)
정중선(正中線)
쇄골(鎖骨)
오구돌기(烏口突起)
견봉(肩峰)
상완골두(上腕骨頭)
소흉근(小胸筋)
흉골체(胸骨體)
검상돌기(劍狀突起)

천돌 | 정중선상에서 경와의 중앙

위장 질환

식도암

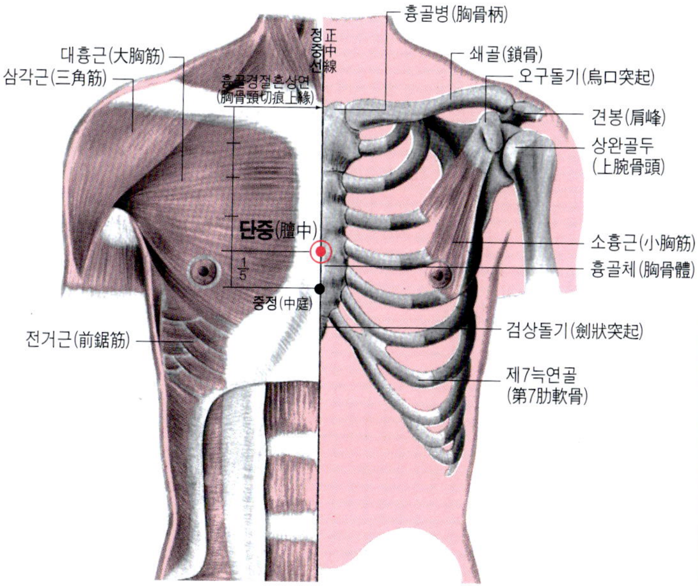

해부학적 명칭:
- 대흉근(大胸筋)
- 삼각근(三角筋)
- 흉골경절흔상연(胸骨頸切痕上緣)
- 정중선(正中線)
- 흉골병(胸骨柄)
- 쇄골(鎖骨)
- 오구돌기(烏口突起)
- 견봉(肩峰)
- 상완골두(上腕骨頭)
- 단중(膻中)
- 소흉근(小胸筋)
- 흉골체(胸骨體)
- 중정(中庭)
- 전거근(前鋸筋)
- 검상돌기(劍狀突起)
- 제7늑연골(第7肋軟骨)

단중 ㅣ 정중선상에서 흉골경절흔 윗쪽과 중정의 사이에 중정으로부터 1/5

위장 질환

소화불량

대흉근(大胸筋)
전거근(前鋸筋)
외복사근(外腹斜筋)
내복사근(內腹斜筋)
복직근(腹直筋)

정중선(正中線)
흉골체하연(胸骨體下緣)
1/2
● **중완**(中脘)
1/2
● **신궐**(神闕) 제(臍)

흉골체(胸骨體)
검상돌기(劍狀突起)
제7늑연골(第7肋軟骨)
상전장골극(上前腸骨棘)

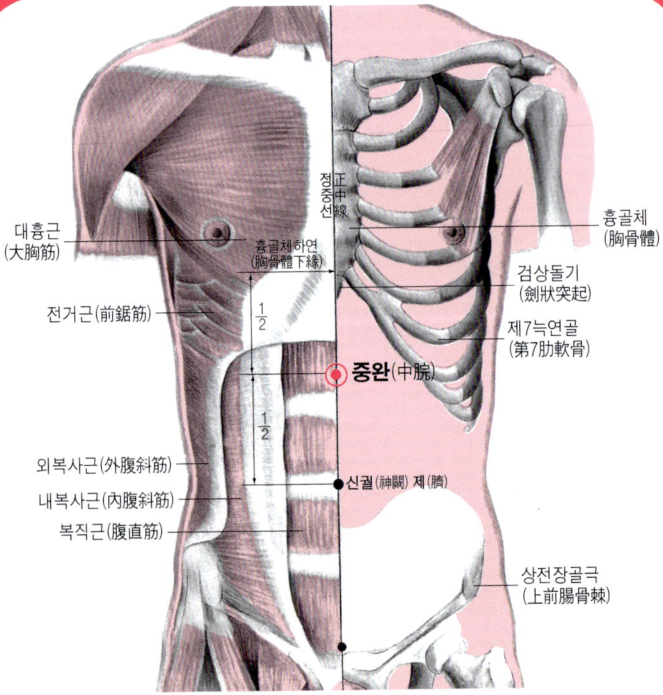

중완 ┃ 정중선상에서 흉골체하연(명치)과 배꼽의 중앙

위장 질환

멀미

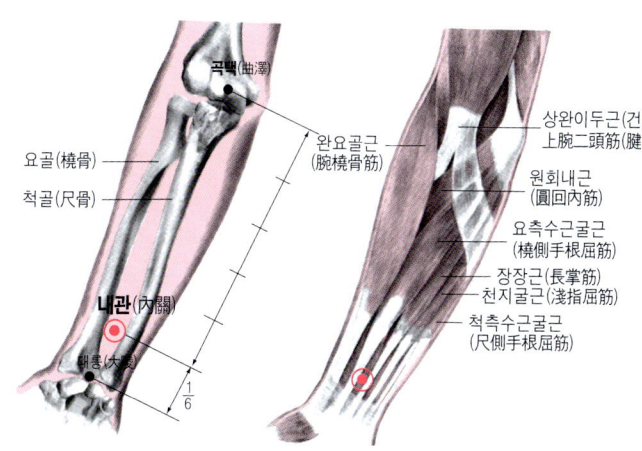

내관 ㅣ 곡택과 대릉의 사이에서 대릉으로부터 1/6(상방 2촌)

위장 질환

딸꾹질

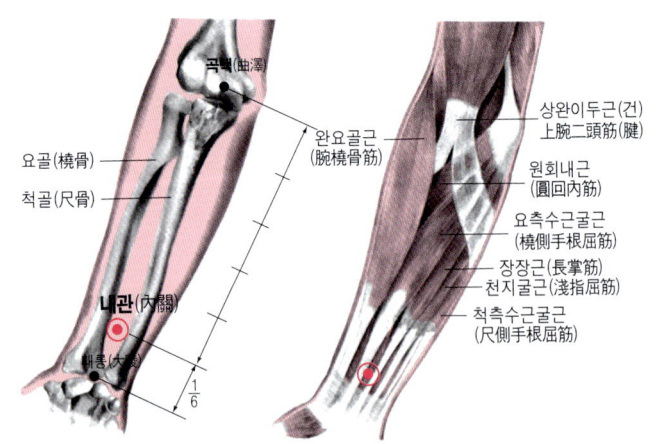

내관 | 곡택과 대릉의 사이에서 대릉으로부터 1/6(상방 2촌)

위장 질환

급체

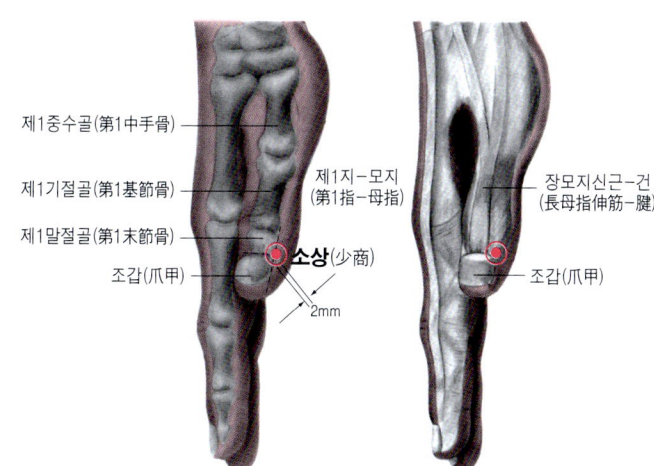

소상 | 엄지손가락 안쪽에서 손톱각으로부터 상방 2mm
- 사혈, 삼릉침

위장 질환

구토

흉쇄유돌근(胸鎖乳突筋)
승모근(僧帽筋)
흉골체(胸骨體)
정중선 正中線
쇄골(鎖骨)
오구돌기(烏口突起)
견봉(肩峰)
천돌
(天突)
삼각근(三角筋)
상완골두(上腕骨頭)
소흉근(小胸筋)
흉골체(胸骨體)
대흉근(大胸筋)
전거근(前鋸筋)
검상돌기(劍狀突起)

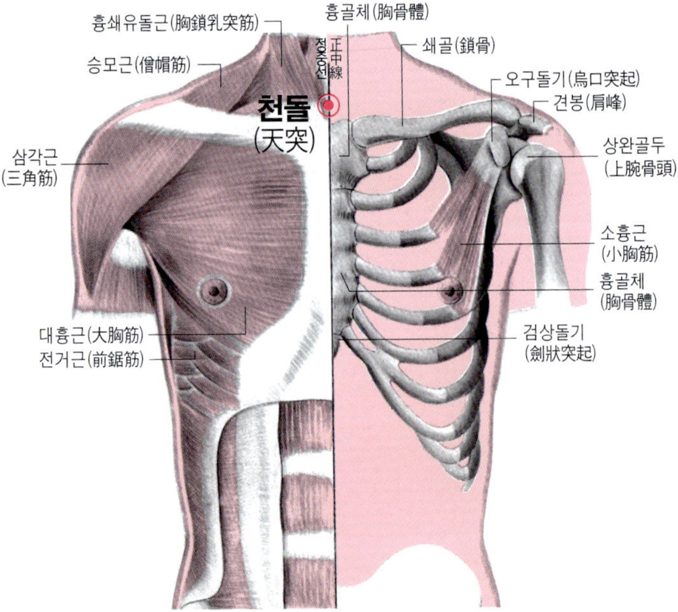

천돌 | 정중선상에서 경와의 중앙

뇌 질환

치매

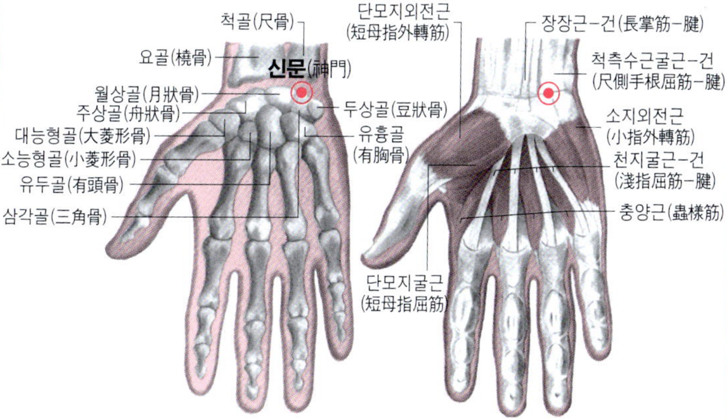

척골(尺骨)
요골(橈骨)
월상골(月狀骨)
주상골(舟狀骨)
대능형골(大菱形骨)
소능형골(小菱形骨)
유두골(有頭骨)
삼각골(三角骨)

단모지외전근(短母指外轉筋)
신문(神門)
두상골(豆狀骨)
유흉골(有胸骨)

단모지굴근(短母指屈筋)

장장근-건(長掌筋-腱)
척측수근굴근-건(尺側手根屈筋-腱)
소지외전근(小指外轉筋)
천지굴근-건(淺指屈筋-腱)
충양근(蟲樣筋)

신문 | 손목 주름에서 소지측 수근굴근건의 엄지측

뇌 질환

진행성 마비

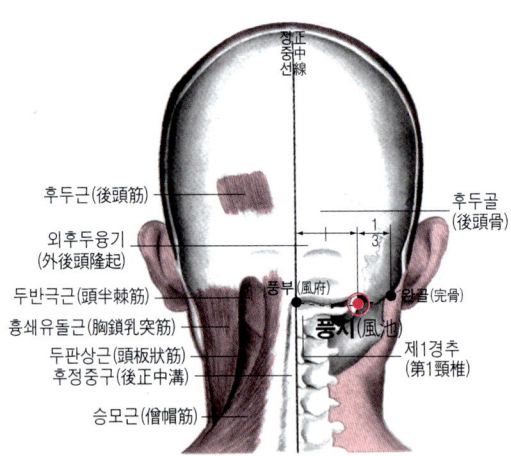

풍지 | 풍부와 완골의 사이에서 완골로부터 1/3

뇌 질환

중풍후유증(반신불수/편마비)

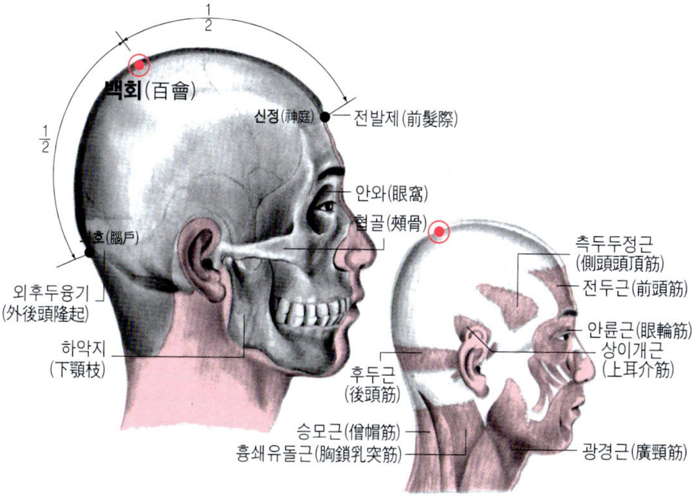

- 백회(百會)
- 신정(神庭)
- 전발제(前髮際)
- 안와(眼窩)
- 협골(頰骨)
- 뇌호(腦戶)
- 외후두융기(外後頭隆起)
- 하악지(下顎枝)
- 후두근(後頭筋)
- 승모근(僧帽筋)
- 흉쇄유돌근(胸鎖乳突筋)
- 측두두정근(側頭頭頂筋)
- 전두근(前頭筋)
- 안륜근(眼輪筋)
- 상이개근(上耳介筋)
- 광경근(廣頸筋)

백회 | 정중선상에서 신정과 뇌호의 중앙

뇌 질환

중풍 초기

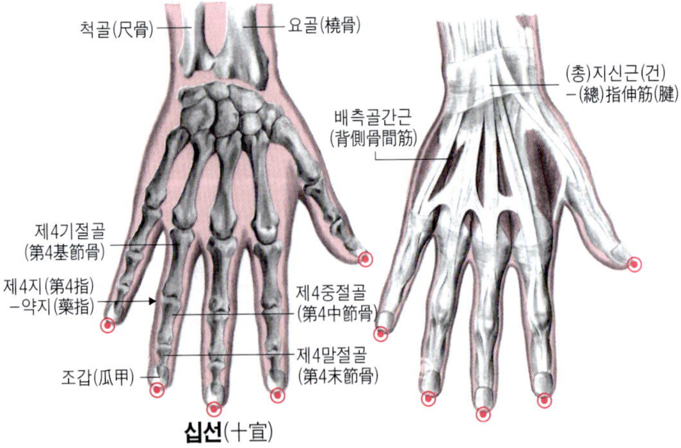

- 척골(尺骨)
- 요골(橈骨)
- (총)지신근(건) －(總)指伸筋(腱)
- 배측골간근(背側骨間筋)
- 제4기절골(第4基節骨)
- 제4지(第4指)－약지(藥指)
- 제4중절골(第4中節骨)
- 조갑(瓜甲)
- 제4말절골(第4末節骨)
- **십선**(十宣)

십선 | 열손가락 끝

뇌 질환

외상성 반신불수 – 하지마비

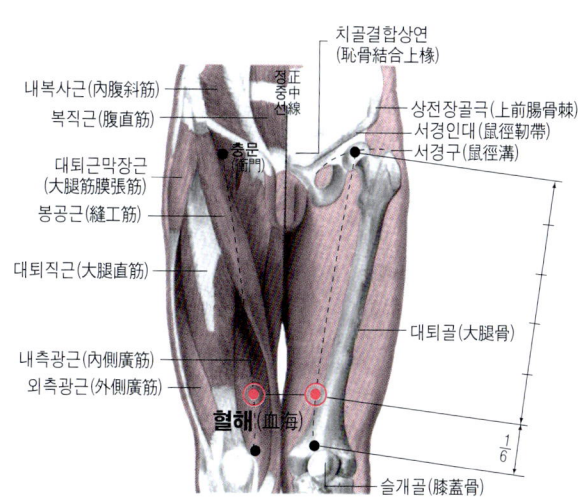

혈해 | 충문과 슬개골 위-안쪽의 사이에서 아래로 부터 1/6

뇌 질환

외상성 반신불수 – 상지마비

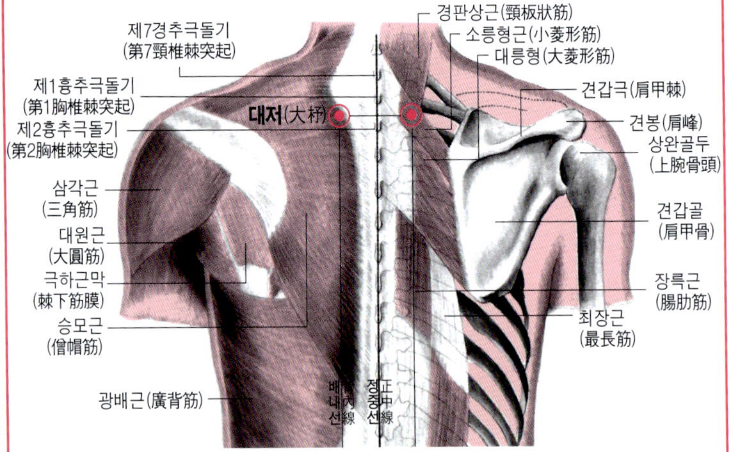

대저 | 배내선상에서 제1, 2흉추극돌기 사이의 높이

뇌 질환

안면마비

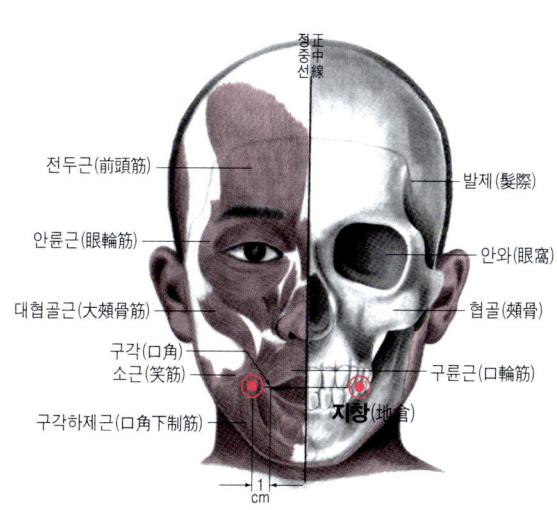

지창 | 입가(구각)의 외측 1cm

뇌 질환

안면근육경련

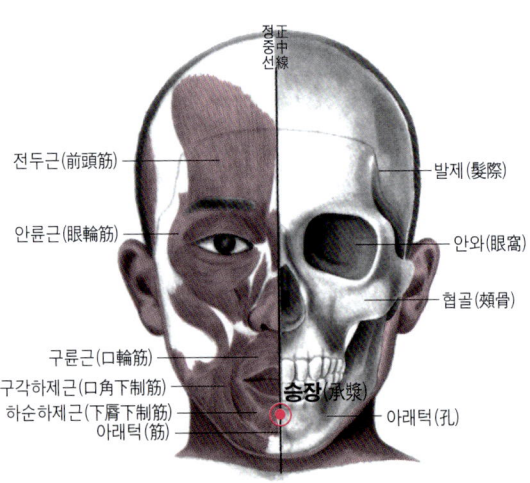

정중선(正中線)
전두근(前頭筋)
안륜근(眼輪筋)
구륜근(口輪筋)
구각하제근(口角下制筋)
하순하제근(下脣下制筋)
아래턱(筋)
발제(髮際)
안와(眼窩)
협골(頰骨)
승장(承漿)
아래턱(孔)

승장 | 정중선상에서 아랫입술 바로 아래

뇌 질환

삼차신경통 – 안면상부

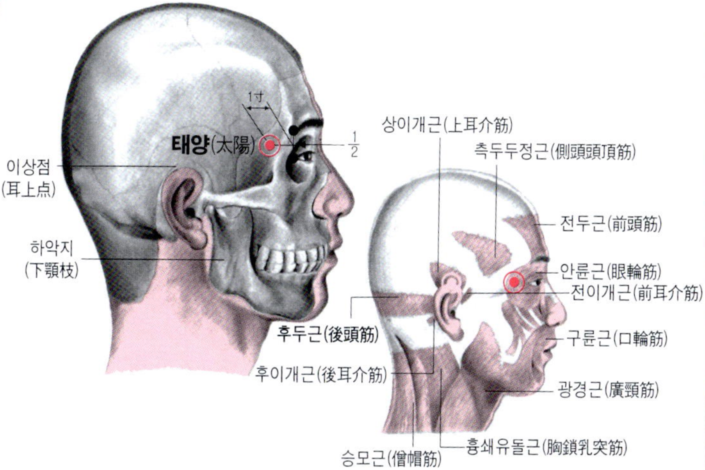

태양 | 눈썹 바깥끝과 눈꼬리 중앙의 후방 1촌 패인 곳

뇌 질환

두통 - 편두통

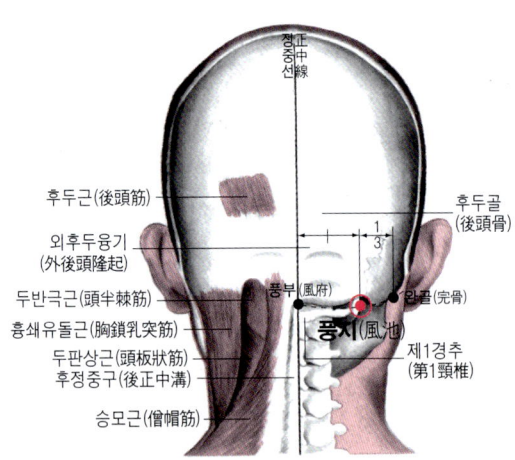

풍지 ㅣ 풍부와 완골의 사이에서 완골로부터 1/3

뇌 질환

중풍후유증 - 하지마비

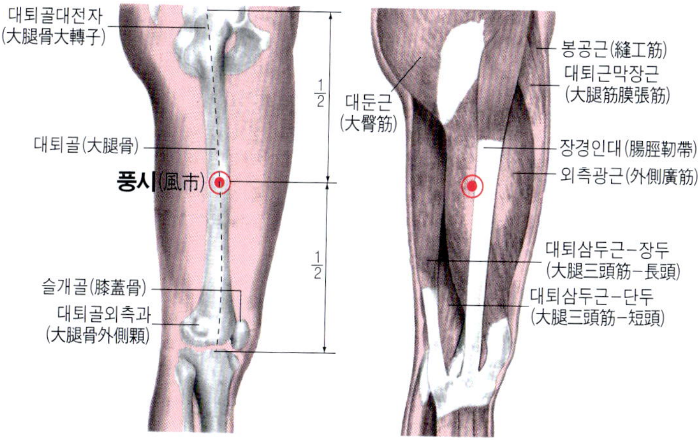

풍시 | 대퇴골 대전자 윗쪽과 대퇴골 외측의 아랫쪽 중앙

뇌 질환

중풍후유증 - 안면마비

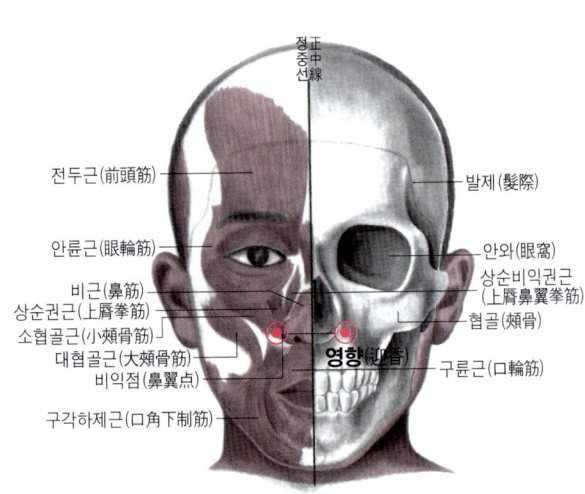

영향 | 비익점의 높이에서 비진구점에 위치

뇌 질환

중풍후유증 - 실어증

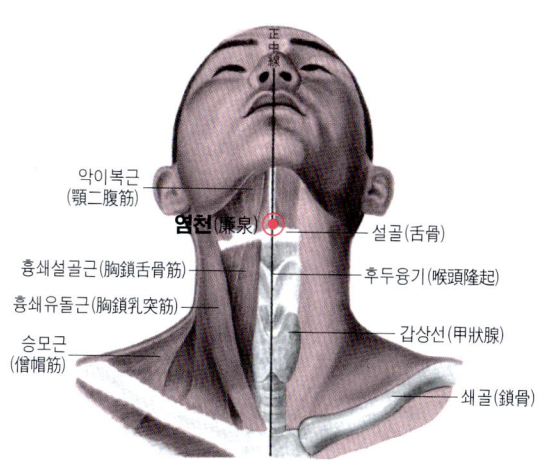

염천 | 정중선상에서 설골의 아랫쪽

뇌 질환

중풍 후유증 – 상지마비

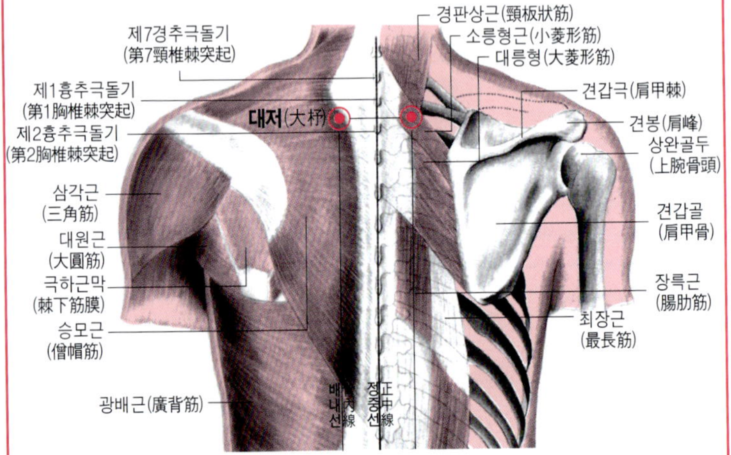

제7경추극돌기
(第7頸椎棘突起)

제1흉추극돌기
(第1胸椎棘突起)

제2흉추극돌기
(第2胸椎棘突起)

대저(大杼)

삼각근
(三角筋)

대원근
(大圓筋)

극하근막
(棘下筋膜)

승모근
(僧帽筋)

광배근
(廣背筋)

경판상근(頸板狀筋)
소릉형근(小菱形筋)
대릉형(大菱形筋)
견갑극(肩甲棘)
견봉(肩峰)
상완골두(上腕骨頭)

견갑골
(肩甲骨)

장륵근
(腸肋筋)

최장근
(最長筋)

배내선상 정중중선

대저 ▌ 배내선상에서 제1, 2흉추극돌기 사이의 높이

뇌 질환

뇌혈관 경련

- 경판상(頸板狀筋)
- 제7경추극돌기(第7頸椎棘突起)
- 제1흉추극돌기(第1胸椎棘突起)
- 대추(大椎)
- 정중앙선
- 소릉형근(小菱形筋)
- 대릉형근(大菱形筋)
- 견갑극(肩甲棘)
- 견봉(肩峰)
- 상완골두(上腕骨頭)
- 삼각근(三角筋)
- 원근(大圓筋)
- 극하근막(棘下筋膜)
- 승모근(僧帽筋)
- 견갑골(肩甲骨)
- 최장근(最長筋)
- 장륵근(腸肋筋)
- 광배근(廣背筋)

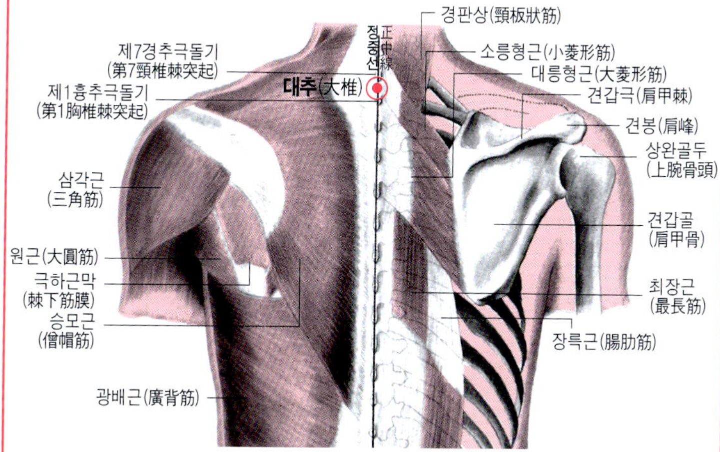

대추 | 제7경추극돌기와 제1흉추극돌기의 사이

뇌 질환

뇌진탕 / 뇌좌(외)상

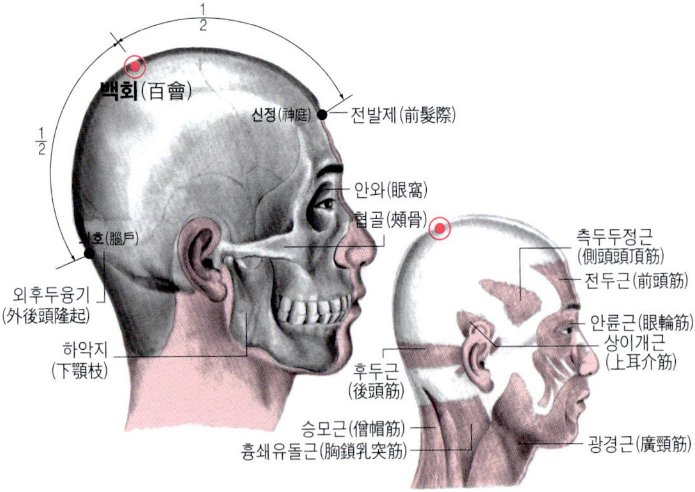

백회(百會)
신정(神庭) — 전발제(前髮際)
안와(眼窩)
협골(頰骨)
뇌호(腦戶)
외후두융기(外後頭隆起)
하악지(下顎枝)
후두근(後頭筋)
승모근(僧帽筋)
흉쇄유돌근(胸鎖乳突筋)

측두두정근(側頭頭頂筋)
전두근(前頭筋)
안륜근(眼輪筋)
상이개근(上耳介筋)
광경근(廣頸筋)

백회 ┃ 정중선상에서 신정과 뇌호의 중앙

뇌 질환

뇌전증(간질)

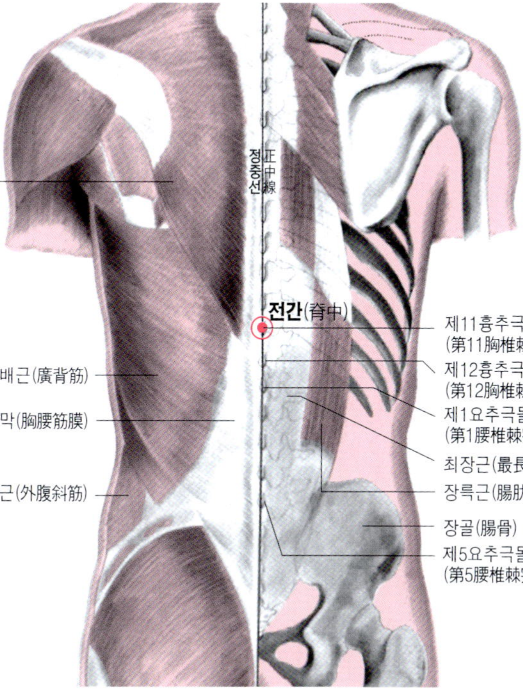

- 승모근(僧帽筋)
- 정중선(正中線)
- **전간(脊中)**
- 제11흉추극돌기(第11胸椎棘突起)
- 제12흉추극돌기(第12胸椎棘突起)
- 제1요추극돌기(第1腰椎棘突起)
- 광배근(廣背筋)
- 흉요근막(胸腰筋膜)
- 최장근(最長筋)
- 장륵근(腸肋筋)
- 외복사근(外腹斜筋)
- 장골(腸骨)
- 제5요추극돌기(第5腰椎棘突起)

전간 ㅣ 대추혈과 미골단을 이은 선의 중점

뇌 질환

뇌일혈 – 의식불명

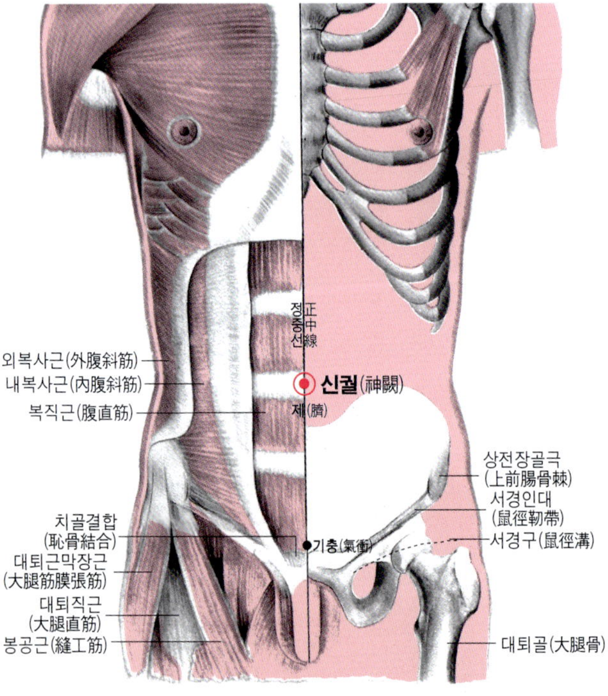

외복사근(外腹斜筋)
내복사근(內腹斜筋)
복직근(腹直筋)

정중선 正中線

신궐(神闕)
제(臍)

상전장골극(上前腸骨棘)
서경인대(鼠徑靭帶)
서경구(鼠徑溝)

치골결합(恥骨結合)
대퇴근막장근(大腿筋膜張筋)
대퇴직근(大腿直筋)
봉공근(縫工筋)

● 기충(氣衝)

대퇴골(大腿骨)

신궐 | 배꼽의 중심 (쑥뜸 후 간격 두고 소금뜸)

구급 뜸법(응급 처치법)

탈진

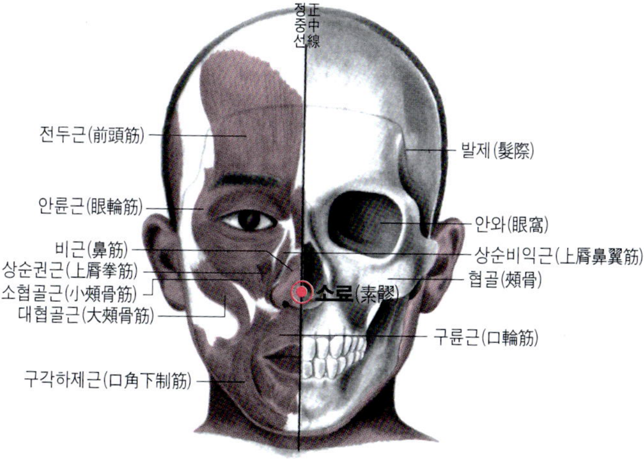

- 정중선(正中線)
- 전두근(前頭筋)
- 발제(髮際)
- 안륜근(眼輪筋)
- 안와(眼窩)
- 비근(鼻筋)
- 상순비익근(上脣鼻翼筋)
- 상순권근(上脣拳筋)
- 협골(頰骨)
- 소협골근(小頰骨筋)
- 소료(素髎)
- 대협골근(大頰骨筋)
- 구륜근(口輪筋)
- 구각하제근(口角下制筋)

소료 ┃ 코끝의 정점

구급 뜸법(응급 처치법)

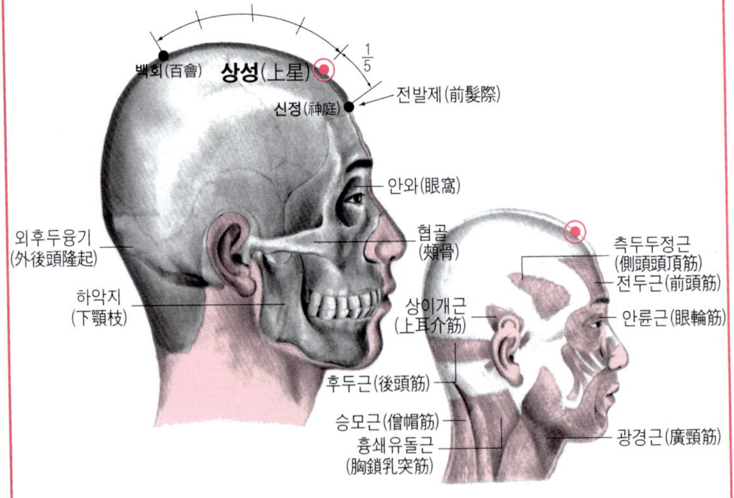

코피

상성 ǀ	두부 정중선상에서 신정과 백회의 사이에서 신정으로부터 1/5

구급 뜸법(응급 처치법)

인사불성

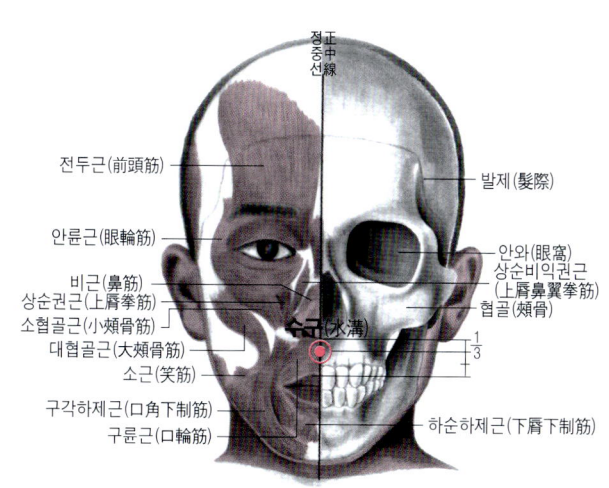

수구 | 두부 정중선상의 인중에서 비중격 아래쪽으로부터 1/3

구급 뜸법(응급 처치법)

익사

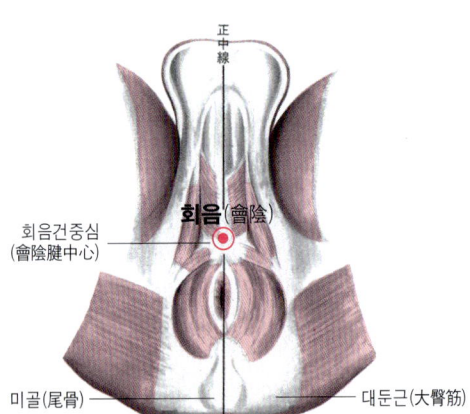

회음 | 회음건 중심의 뒤쪽

구급 뜸법(응급 처치법)

위급상황(중풍발작, 뇌전증)

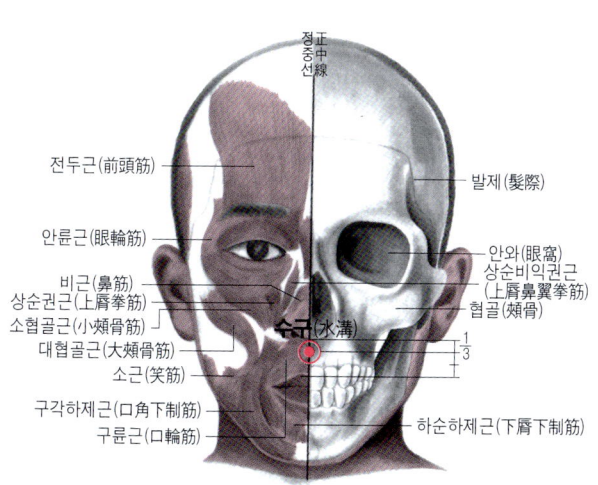

수구 | 두부 정중선상의 인중에서 비중격 아래쪽으로부터 1/3

구급 뜸법(응급 처치법)

요폐(소변불능)

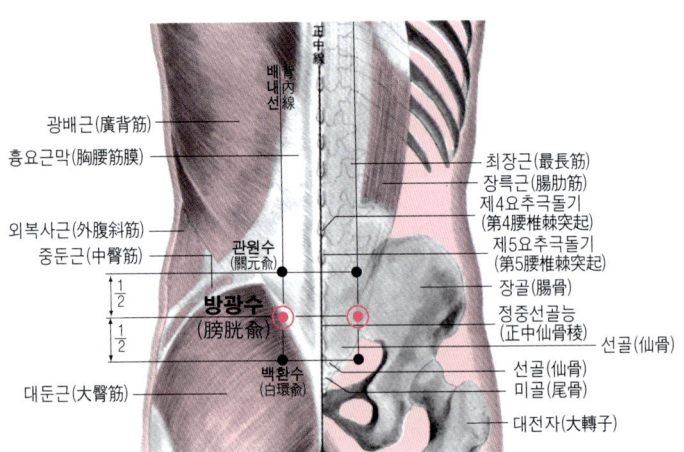

방광수 Ⅰ 배내선상에서 관원유와 백환유의 중앙

구급 뜸법(응급 처치법)

심장마비

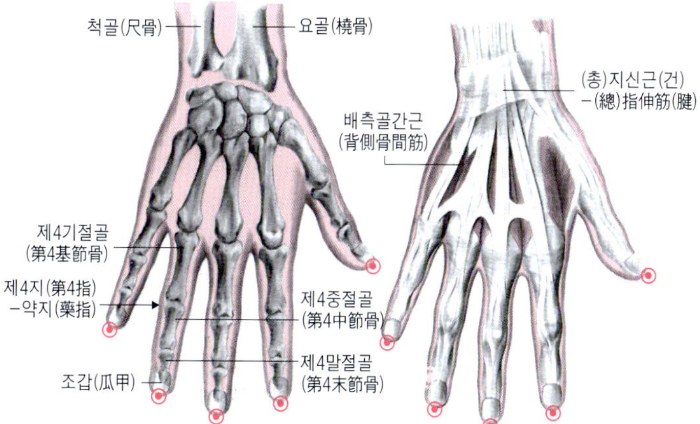

척골(尺骨)
요골(橈骨)
배측골간근(背側骨間筋)
(총)지신근(건)-(總)指伸筋(腱)
제4기절골(第4基節骨)
제4지(第4指)-약지(藥指)
제4중절골(第4中節骨)
제4말절골(第4末節骨)
조갑(爪甲)
십선(十宣)

십선 ｜ 열손가락 끝

구급 뜸법 (응급 처치법)

기절/졸도/정신혼미

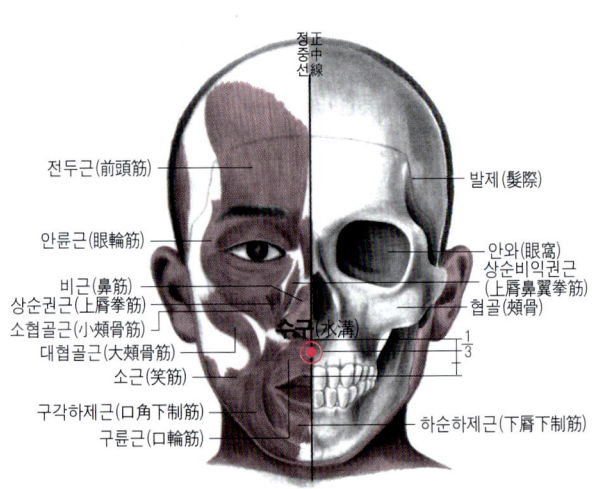

수구 | 두부 정중선상의 인중에서 비중격 아래쪽으로부터 1/3

구급 뜸법(응급 처치법)

고열

이첨(耳尖)
하악지(下顎枝)
후두근(後頭筋)
후이개근(後耳介筋)
승모근(僧帽筋)
흉쇄유돌근(胸鎖乳突筋)

상이개근(上耳介筋)
측두두정근(側頭頭頂筋)
전두근(前頭筋)
안륜근(眼輪筋)
전이개근(前耳介筋)
구륜근(口輪筋)
광경근(廣頸筋)

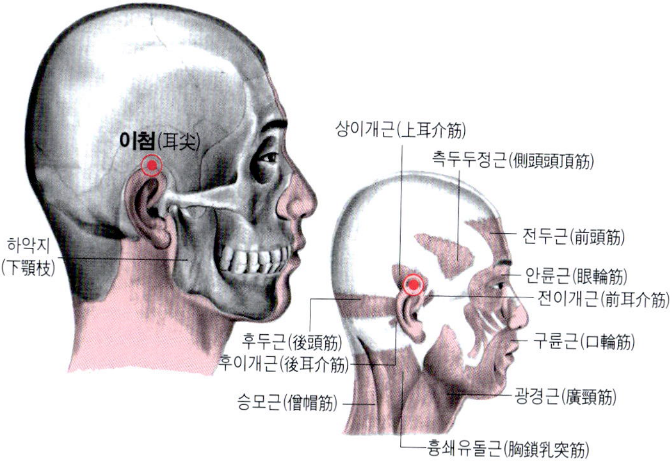

이첨 ┃ 외이의 최상단 - 삼릉침 사혈

구급 뜸법(응급 처치법)

가스중독

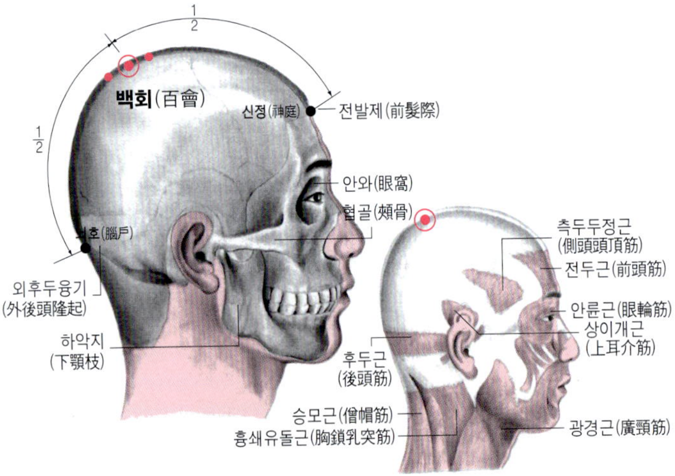

해부도: 백회(百會), 신정(神庭), 전발제(前髮際), 안와(眼窩), 협골(頰骨), 뇌호(腦戶), 외후두융기(外後頭隆起), 하악지(下顎枝), 후두근(後頭筋), 승모근(僧帽筋), 흉쇄유돌근(胸鎖乳突筋), 측두두정근(側頭頭頂筋), 전두근(前頭筋), 안륜근(眼輪筋), 상이개근(上耳介筋), 광경근(廣頸筋)

백회3혈 ㅣ 정중선상에서 신정과 뇌호의 중앙

CONTENTS

음식중독 ---- 185
정신분열증 ---- 186
집중력 증강 ---- 187

미용법

무릎비만 ---- 188
미용치료/주름제거 ---- 189
비만 ---- 190
비만(아랫배,허리,내장) ---- 191
살빼기(다이어트) ---- 192
유방을 풍만하게 ---- 193
장단지 비만 ---- 194
처진 히프 ---- 195
허벅지 비만 ---- 196

여성 질환

갱년기 장애 ---- 197
갱년기증상 ---- 198
냉대하 ---- 199
불감증 ---- 200
불임증 ---- 201
산후 모유분비 촉진 ---- 202
습관성 유산 ---- 203
월경불순 ---- 204
월경통/생리통 ---- 205
유방통/젖몸살 ---- 206
유선염-급성 ---- 207
유즙분비부족 ---- 208
임신 입덧 ---- 209
자궁부속기염 ---- 210
자궁암 ---- 211
질염 ---- 212
폐경 ---- 213

소아 질환

경끼/놀람 ---- 214
발육부전 ---- 215
소아기관지폐렴 ---- 216
소아 밤낮 바뀜 ---- 217
소아 밤울음 ---- 218
소아 설사 ---- 219
소아 침흘림 ---- 220
소아 토유 ---- 221
소아 허약 ---- 222
신생아 질식 ---- 223
신생아 파상풍 ---- 224
영아산통 ---- 225

기타 질환

근육경련/쥐 ---- 226
근육의 노화방지 ---- 227
금연 ---- 228
늑간신경통 ---- 229
늑간통 ---- 230
다발성 신경 근염(급성 감염증) ---- 231
다한증 ---- 232
도한-취침중 식은 땀 ---- 233
면역강화 ---- 234
무기력-중증 ---- 235
복통 ---- 236
부종 ---- 237
빈혈 ---- 238

질병을 찾아 들어갑니다 >>>>

이·비·인후 질환

- 건초열(꽃가루 알러지), 재채기 ········ 127
- 목쉼 ·· 128
- 부비강염/축농증 ··························· 129
- 비염/비연 ····································· 130
- 이명(귀에서 소리가 남) ················· 131
- 인후염 ·· 132
- 중이염-급성농루 ··························· 133
- 코골음/무호흡 ······························· 134
- 편도선염-급성 ······························· 135
- 후두염 ·· 136

안 질환

- 각막염 ·· 137
- 난시 ·· 138
- 눈 피로 ··· 139
- 망막염 ·· 140
- 미릉골통(눈썹 주위 뼈 통증) ········· 141
- 색약증 ·· 142
- 안질환 ·· 143

구강 질환

- 구강내염 ······································ 144
- 구취(입냄새) ································ 145
- 치은출혈(잇몸출혈) ······················ 146
- 치통 ·· 147
- 풍치, 치루농루 ···························· 148

관절/팔·다리·목 질환

- 강직성척추염/척추골반염증 ········· 149
- 견관절 주위염/오십견 ·················· 150
- 경련(팔다리) ································ 151
- 경추질환 ······································ 152
- 골프 전/후 ···································· 153
- 관절질환-근부(발뒤꿈치) ·············· 154
- 관절질환-둔부(엉덩이뼈) ·············· 155
- 관절질환-목부 ······························ 156
- 관절질환-아래턱 ··························· 157
- 관절질환-완부(손목) ····················· 158
- 관절질환-주부(팔꿈치) ·················· 159
- 관절질환-지부 ······························ 160
- 낙침/목결림 ································· 161
- 류마티스관절염 ···························· 162
- 류마티즘 ······································ 163
- 목/어깨 근막염 ····························· 164
- 무릎관절통 ·································· 165
- 발목관절통 ·································· 166
- 사경증(목이 옆으로 기울어짐) ····· 167
- 상지마비/저림 ······························· 168
- 손발 끝 감각 이상증 ···················· 169
- 아킬레스건염 ······························· 170
- 장단지 근육 경련 ························· 171
- 족근통(발꿈치 통증) ···················· 172
- 좌골신경통 ·································· 173
- 통풍 ·· 174
- 하지마비/저림 ······························· 175
- 허리디스크 ·································· 176

정신 질환

- 광장공포증 ·································· 177
- 구안와사(주위성 안면 신경 마비) ··· 178
- 말더듬 ·· 179
- 맥군엽-상지 ································· 180
- 몽유병 ·· 181
- 무맥증(맥이 낮고 고르지 않다) ···· 182
- 불면증 ·· 183
- 우울증 ·· 184

CONTENTS

피부 질환

- 각화증 ---- 74
- 결절성홍반 ---- 75
- 노화방지(피부) ---- 76
- 단독 ---- 77
- 대상포진 ---- 78
- 동상 ---- 79
- 두부/안면부 부스럼 ---- 80
- 무좀 ---- 81
- 부스럼/종기 ---- 82
- 사마귀 ---- 83
- 소양증(피부 가려움증) ---- 84
- 습진 ---- 85
- 신경성 피부염 ---- 86
- 아토피성 피부염/유전성. 과민성 피부 ---- 87
- 어린선 ---- 88
- 여드름 ---- 89
- 원형탈모증 ---- 90
- 입술 물집 ---- 91
- 탈모예방(대머리) ---- 92
- 피부염 ---- 93

심장/혈관 질환

- 고혈압 ---- 94
- 관상(심장) 동맥경화증 ---- 95
- 동맥경화 ---- 96
- 류마티스심장병 ---- 97
- 손발 냉증/피 순환 개선 ---- 98
- 심계항진 ---- 99
- 심근경색 ---- 100
- 심장 박동이 고르지않음 ---- 101
- 저혈압 ---- 102
- 정맥류 ---- 103
- 치질(출혈) ---- 104
- 협심증 ---- 105

간장/담 질환

- 간경화/간암/간염 ---- 106
- 간질환 ---- 107
- 황달 ---- 108

신장 질환

- 신우염 ---- 109
- 신장염-만성 ---- 110

비장 질환

- 당뇨병 ---- 111

소장·대장/갑상선 질환

- 갑상선기능-감퇴증 ---- 112
- 갑상선종 ---- 113
- 과민성 대장증상 ---- 114
- 변비 ---- 115
- 설사 ---- 116
- 장염-급성 ---- 117

방광/비뇨기 질환

- 방광염 ---- 118
- 양위(발기부전) ---- 119
- 요로감염 ---- 120
- 요실금 ---- 121
- 전립선염(전립선 비대증) ---- 122
- 정력감퇴/생식선기능감퇴증 ---- 123
- 정력증강 ---- 124
- 조루/조설 ---- 125
- 항문소양증 ---- 126

질병을 찾아 들어갑니다 >>>>

구급 뜸법(응급처치법)

가스중독	15
고열	16
기절/졸도/정신혼미	17
심장마비	18
요폐(소변불능)	19
위급상황(중풍발작, 뇌전증)	20
익사	21
인사불성	22
코피	23
탈진	24

뇌 질환

뇌일혈-의식불명	25
뇌전증(간질)	26
뇌진탕/뇌좌(외)상	27
뇌혈관 경련	28
뇌혈관질환 후유증-상지마비	29
뇌혈관질환 후유증-실어증	30
뇌혈관질환 후유증-안면마비	31
뇌혈관질환-하지마비	32
두통-편두통	33
삼차신경통-안면상부	34
안면근육경련	35
안면마비	36
외상성 반신불수-상지마비	37
외상성 반신불수-하지마비	38
중풍초기	39
중풍후유증	40
진행성 마비	41
치매	42

위장 질환

구토	43
급체	44
딸꾹질	45
멀미	46
소화불량	47
식도암	48
식도염	49
위경련	50
위무력증	51
위산과다	52
위 십이지장 궤양	53
위암	54
위염-만성	55
위장염-급성	56
위통	57
유문협착	58

호흡기 질환

감기	59
기관지염	60
기관지폐렴	61
기침/가래	62
늑막염/흉막염	63
상기도감염	64
유행성 감기	65
임파결핵	66
천식	67
폐결핵	68
폐렴	69
폐암	70
폐화농증	71
해소/해수	72
호흡근육마비	73

들어가는 글

인체의 경혈이나 어떤 부위에 열을 적용함으로써 질병을 치료하고 예방한다. 사용되는 재료는 주로 뜸쑥섬유이며 원뿔이나 막대형태이다. 수세기 동안 뜸과 침은 임상치료에 병용되어 왔다. 침으로 치료되지 않는 병은 뜸으로 될 수 있다. 약과 침으로 치료에 실패한 질환은 뜸이권장된다.

직접 뜨는 뜸이 효과는 좋지만 상처가 남기 때문에, 얼굴이나 머리에는 간접뜸을 사용하는 것이 좋으며, 사혈을 요하는 경혈은 삼릉침으로 시술한다. 뜸으로 10장씩 여러 회를 시술했는데도 효과가 나타나지 않는 경우는 침이나 부항 또는 전자침으로 시술방법을 대체하십시오.

성현의 말씀에 족삼리에 뜸 1,000장을 뜨면 100살까지 무병장수한다고 합니다. 구안와사나 반신마비중풍의 경우 병소 반대편 견우혈에 뜸을 증상에 따라 5~10장 뜨면 즉시 입이 돌아오고, 마비됐던 발을 움직이는 놀라운 경험을 저자는 경험했습니다. 믿음을 갖고 시술하면 놀라운 기적을 체험할 것입니다.

불치·난치뜸 시술 모습

【 비 만 】

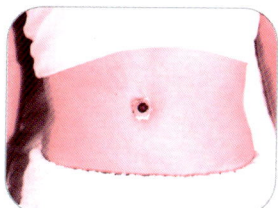
신궐-소금뜸

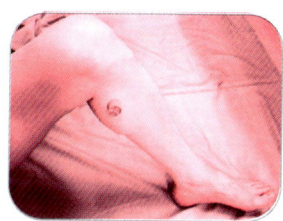
음릉천

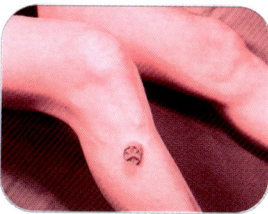
족삼리

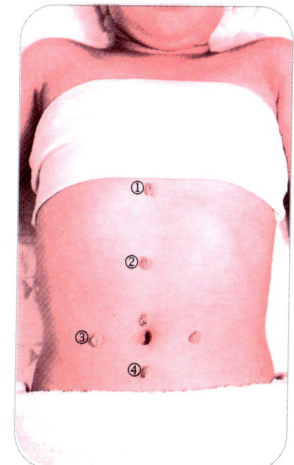
① 거궐 ② 중완 ③ 천추 ④ 천추

삼음교

【 루게릭병 】

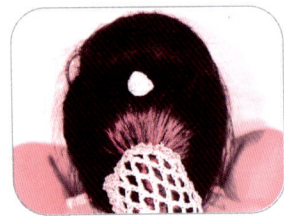
백회-생강뜸

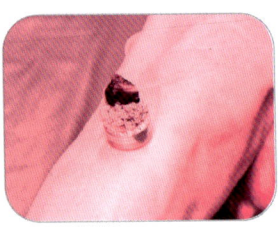
족삼리-소금뜸

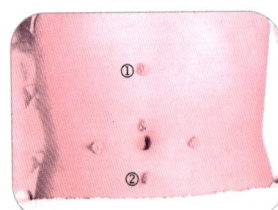
① 중완 ② 관원

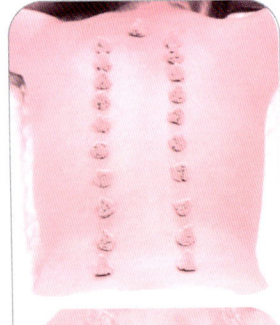
방광라인2

용천

불치·난치 뜸 시술 모습

【 파킨슨씨 병 】

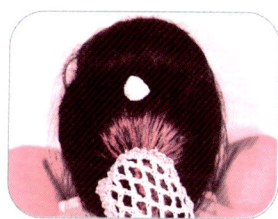
백회 - 생강뜸

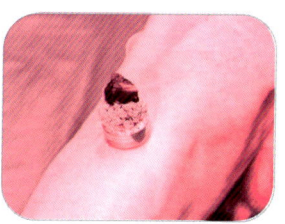
족삼리 - 소금뜸

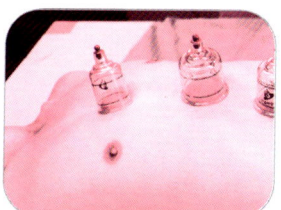
단중 - 부항또는 침만 가능

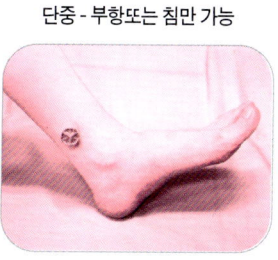
삼음교

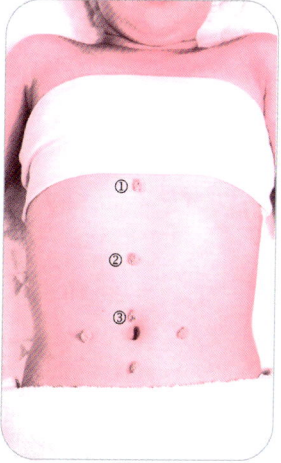
① 거궐 ② 중완 ③ 수분

【 뇌전증(간질) 】

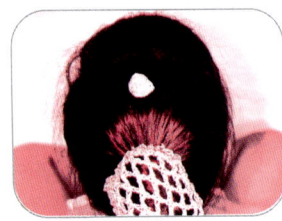
백회-생강뜸

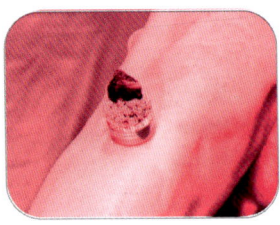
족삼리-소금뜸

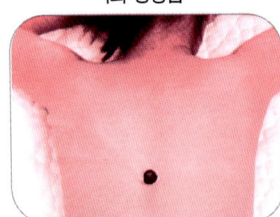
견정_하

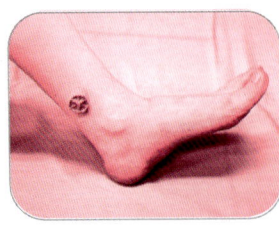
삼음교

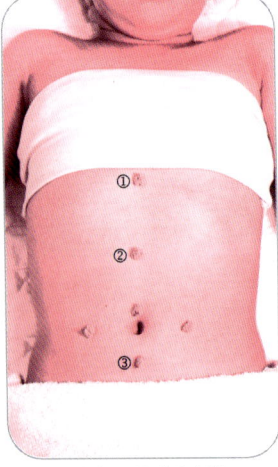
①거궐 ②중완 ③수분

불치·난치 뜸 시술 모습

【 전신 뜸 】

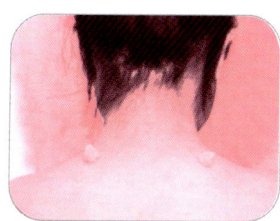
견정_상

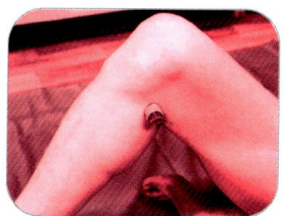
곡천

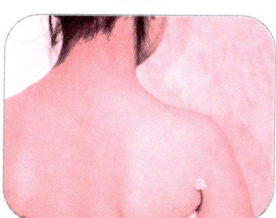
견정_하

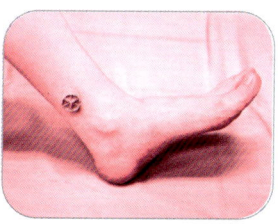
삼음교

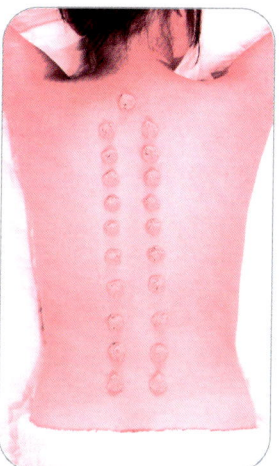
방광라인1

직접·간접 뜸

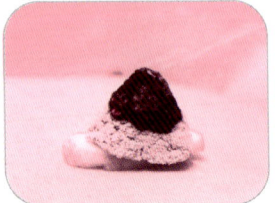
생강뜸(간접)

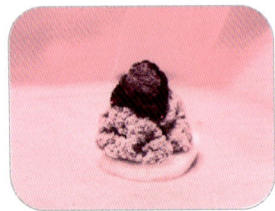
마늘뜸(간접)

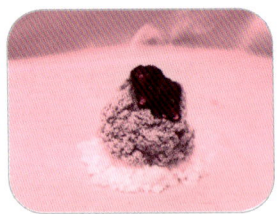
소금뜸(간접)

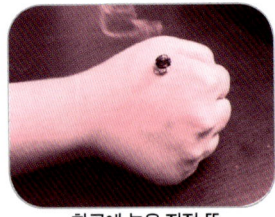
합곡에 놓은 직접 뜸

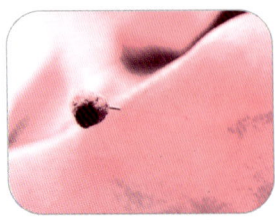
족삼리에 놓은 온침

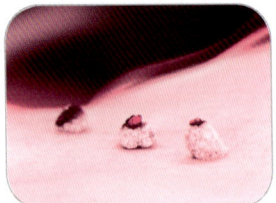
대추3혈에 놓은 직접 뜸